メディカのセミナー濃縮ライブシリーズ

Dr.林&今の

極める救急・急変対応

教科書に載っていないッ!

福井大学医学部附属病院
総合診療部 教授

著 **林 寛之**

八戸市立市民病院
事業管理者（CEO）

著 **今 明秀**

MC メディカ出版

講義を始める前に

実践主義・現場主義の皆さんのために救急・急変対応の必殺技（あ、殺すんじゃないから、必生技？）を伝授しちゃいます。今や救急医療は高齢者医療とほぼ同義になり、「蘇生」と「延命」のはざまに心を砕いている人も多いんじゃない？ そんな心優しいあなたの苦労はすべて正しい。だって我々は「病気」ではなく、「人」そのものを扱っているんだもの。高齢者だって、我々が将来通る道と思えば、将来の自分たちのためにしっかりと心ある医療を確立し後進に伝えていきたいよね。そして高齢者の心を鷲づかみにできるようになれば、患者さんの幸せに貢献できるってもの。人生の最後に「あぁ、幸せだった」と言えたら最高じゃん♪

病棟だって外来だって、教科書に載っているような典型例ばかり相手にしているんじゃない。非典型例対応こそプロの腕の見せどころだ。きちんと勘どころをおさえてプロの意地をみせてやりましょう。

コロナ禍では「コロナ」か「コロナじゃない」の二元論に振り回され、本当に大事な医療者としての診断学やすべての患者さんを断らない大切な心が失われる場面を何度、目にしたことか……（泣）。医療者だって人間だもの、弱音を吐くことは、それはそれで正しい。ただそんな苦労を経験した医療者だからこそ、その経験を生かして、さらに患者さんの幸せに貢献できる「スーパーサイヤ人」じゃなく、「スーパーバリバリナース」になろうじゃありませんか。コロナ禍を戦った同志の医療者すべてに心からエールを送り、救急対応がスマートにこなせるようになりますように♡

本書を枕元、トイレ、そして職場に置いておくと、ご利益があるとかないとか、知らんけど、わからんけど……。ぜひ何度か読み返していただき、皆さんの血と汗と勇気と知恵につながることを願ってやまない (^^ ♪

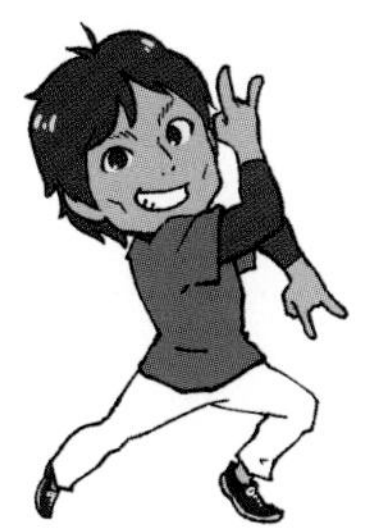

2023年7月吉日　大谷翔平が打ちまくって、
感動にむせび泣く日々に感謝して

福井大学医学部附属病院 総合診療部 教授
林 寛之

Contents

目次

Dr.林&今の

教科書に載っていないッ!

極める救急・急変対応

2時間目 病棟で急変もへっちゃらよ！ 今 明秀

3時間目 救急処置の勘どころ！ 林 寛之

4時間目 寄り添う心の救急ケア！ 林 寛之

- 本書の情報は2023年7月現在のものです。
- 本書はメディカ出版主催セミナーの内容をもとに文字起こし・編集したものです。ライブ感を紙面で再現するため、口語的表現を極力あえてそのまま残しています。
- 本書の記載は著者の実践に基づくものです。適宜、関連ガイドラインなどもご確認ください。本書の編集・制作に関しては、最新の情報を踏まえ正確を期すよう努めておりますが、本書の記載内容によって不測の事故等が生じた場合、著者および当社はその責を負いかねますことをご了承ください。
- 本書に記載している薬剤等の使用にあたっては、必ず最新の添付文書をご確認ください。

1時間目

高齢者の救急に強くなる！

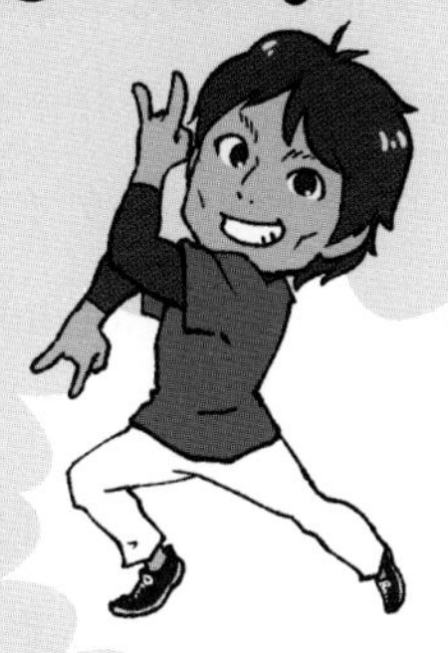

福井大学医学部附属病院
総合診療部 教授

林 寛之

①圧迫骨折を診察しよう

救急医療のほとんどは高齢者医療

1時間目は、高齢者救急について解説していきたいと思います。高齢者を日ごろから診察している人は実感しているかもしれませんが、救急医療はイコール高齢者医療のようになっています。高齢者の対応は何が大変かというと、症状が非常に非典型的で、疾患が複数ある点ですね。予後が悪いとしても、寿命のせいなのか病気のせいなのかがはっきり分かりません。昨今の新型コロナで予後が悪化しているのは、寿命が後押ししていることも多いです。寿命のタイミングで病気になったという感じですね。このあたりは、ACP（advance care planning）という考え方もすごく大事になってきます。

高齢者は、訴えも分かりにくいし、訴え方も難しいです。症状も非典型例が多いので、われわれ医療者はだまされやすいのです。診断がつかないときは、ついこう言ってしまっていませんか？「気のせいでしょう」「年のせいでしょう」「自律神経失調症かもしれませんね」。これは僕が大嫌いな診断名です。いい加減な言い方ですね。しかし、年のせいだと思っても、しっかり病気は病気として持っていることが多いです。

転倒による骨折の診察

高齢者は転びやすいです。まるでスローモーションのように転びます。踏ん張る力がないことが一番の理由です。体幹が弱いので、このように転んでしまいます。救急車の中で「腰が痛い」と何度も言い、ベッドに移す際の衝撃でも非常に痛がります。でもじっとしていると結構元気なのです。そういうことが多くないですか。骨折は動かなければ痛くないですからね。

そんなとき「痛いのはどこ？」と聞くとL4、L5のあたりが痛いと言うことが多いです。ぎっくり腰でもここはよく痛めますが、該当箇所を叩いても痛くない、神経所見は足まで痛みが走っていない、坐骨神経の異常はない、そんなときでも、必ずチェックするのは膀胱直腸障害です。「お尻がきちんと締まる？」と聞いてください。これが締まらなかったら大至急MRIです。「お尻に力が入るか」「うんこを切るときのあの感じができるか」と伝えて、「できる」と言うならだいたいオーケーです。若い人でもそれができないと危険です。足がしびれるか、痛みがあるか、などはみんなチェックしますが、「肛門に力が入るか」が意外に大事なんです。

腰を叩いてもたいして痛がらないし、坐骨神経痛はないし、お尻から足までも痛みがないし、そんなとき皆さんはどうしますか？ ①「これは急性腰痛症だから寝ていれば治るよ」、②「掌底のように叩き直す」、③「セミナーで扱うぐらいだからMRIはやっぱり撮ったほうがいいのでは」。どれだと思いますか、考えてみてくださいね（**図1-1**）。

L4/5 付近を痛がる。叩いても痛くない。
神経所見なし、坐骨神経痛なし。

⬇

①急性腰痛症→「寝ていてください」?
②掌底のように叩き直す?
③セミナーで扱うくらいだから、MRI を撮る?

図 1-1:どうやって鑑別する?

しっかり叩いて身体所見をとる

僕のメッセージは②なんです。「身体所見をきちんととれるようになったほうがいいよ」ということです。だって高齢者は全員 MRI を撮ることにすれば、病院は儲かりますが、無駄でしょう。本当に骨折を疑ったらもちろん MRI を撮ればいいのです。急性腰痛症の場合では 2 日以上寝たら、治りが悪くなります。MRI 撮影はもちろん重要ですが、どこが痛いのかをはっきりさせるほうがはるかに大事なんです。

二点識別についてはご存じですか。唇だと 2~3mm 離して触ると、二つ触ったということが分かります。手も 3~6mm ぐらい離れると分かります(**図 1-2**)。その二点識別が背中はとても鈍くて、40~50mm は離さないと 2 本で触られたということが分からないのです(**図 1-3**)。

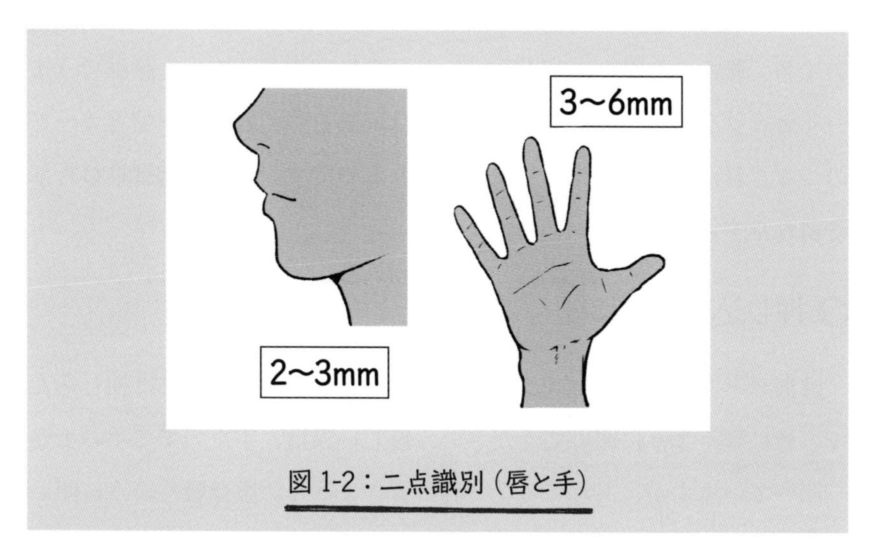

図 1-2：二点識別（唇と手）

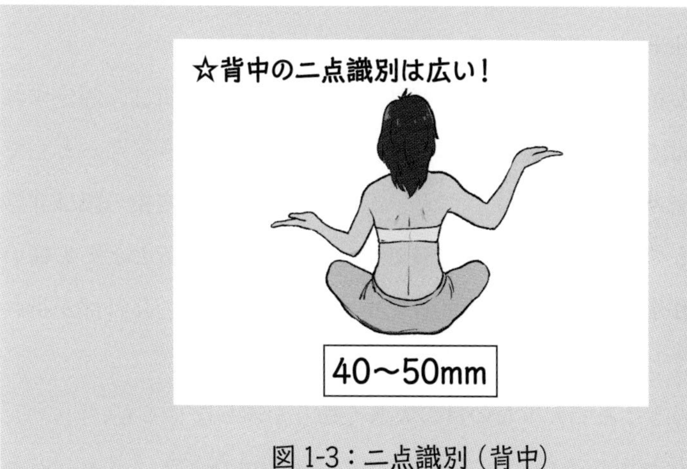

図 1-3：二点識別（背中）

つまり高齢者が「ここが痛い」と言っている点と、本当に折れている点が異なる場合があります。折れている場所と訴える場所が非常にずれやすいのが圧迫骨折です。上のほうもきっちり叩いて診断しないといけません。

折れている場所はだいたいL1かその上下です。胸椎の12番、腰椎の1番、腰椎の2番。なぜかというと、脊柱は頚椎、胸椎、腰椎でうまーくカーブを描いてます。ということは尻餅をつくと、カーブとカーブのつなぎ目が圧迫されてぐしゃっと折れるのです。だから胸腰椎移行部が潰れやすいんですね。

◯押し込むように叩く

診断のときの叩き方にもコツがあります。“どん”と最後に押し込んで、骨に響くように叩いてください。優しい人は、手を当てて手の上から叩いていますが、あれでは全く骨に響きません。腰は響くように叩いて、最後に押し込むのです。そうすると、すごく痛がります。折れているときは飛び上がって痛がります。

四肢の骨が折れているときは、ギプスを巻きます。骨折は、固定すれば痛くないんですね。だから脊椎の骨折でも寝ているとき、じっとしているときは痛みがないのです。でも、おむつ交換や体位変換の際は非常に痛いというのが、圧迫骨折の特徴です。救急車で揺れるととても痛いんです。これが先ほど言った「尻餅をつくと胸椎、腰椎の移行部が折れる」ということです。

この診察のところで大事なのは、大きく振りかぶらなくてもいいので、最後にちょっと押し込むことです。“どん”と叩いたとき「ぎゃっ」と痛がります。高齢者には不思議と3~4日するとあまり痛くないという人がいます。日にちがたってしまうとちょっと鈍くなるので、**図1-4**のように9割は超えませんね。感度とは、折れている人でこの所見が陽性になる人の割合です。特異度は、折れていない人でこの所見が陰性になる割合です。どちらも結構よい数字ですので、本当に叩いて痛がったら折れているということです。画像診断ではなく、臨床診断で圧迫骨折を見つけましょう。これが僕の一番大事なメッセージです。

X線やCTはあまりあてにならず、画像で判断すると結構見逃しますよ。

ゲンコツ パンチ！ closed-fist percussion	仰向け寝！ supine sign
感度 87.5%	感度 81.25%
特異度 90%	特異度 93.33%

図 1-4：臨床診断での感度と特異度

寝る姿勢の工夫

ずっと仰向けに寝ていると、腰はだんだん反ってきます。そうすると痛くなるので、膝を立てて腰を真っすぐにしてあげたほうが楽です。なので、圧迫骨折の人には足の下や膝の下に布団か座布団を入れて膝を立てるようにしましょう。足を真っすぐにして寝かせておくとだんだん痛くなってきます。

普通の急性腰痛症も同様です。仰向けに寝るときには絶対に膝を立てさせます。横向きのときは赤ちゃんのように丸くなって、膝と膝の間に抱き枕を挟みます。そうすると腰の側彎ができません。腰によい姿勢をとらせるようにしましょう。

背伸びによる圧迫骨折

圧迫骨折は、尻餅をついたという病歴をもつ人が多いですが、「尻餅、何それ、ついていないぜ」という人はどのくらいいると思いますか。3割です。案外多いのではないでしょうか。なぜこの3割の人は、尻餅もついていないのに圧迫骨折してしまうのでしょうか。それは、布団の中で背伸びをしたからです。圧迫骨折の3割はベッド上で発生しているんですよ。

高齢者は、たかが背伸びで自分の筋肉に負けてしまうぐらい骨がスカスカなんです。老衰で、骨そのものが非常に弱くなっているからなんです。なので圧迫骨折になりやすい人は予後に要注意です。

自己申告では下のほうが痛いと言っていても、実際折れているのは上のほうだよ、ということがある、ということを念頭に置いて診察してください。病棟の患者さんが、急に腰が痛くなったと言っている、動いたときだけ痛くて、じっとしているときは元気そう。こういうときは骨折を疑います。叩く場所に気を付ければ、それだけで折れていると分かるんです。

じっとしていても痛いときは

もし、じっとしているときに痛かったら、がんか炎症を疑ってください。骨に転移しているときはじっとしていても痛いのです（**図 1-5**）。骨転移ではモルヒネは効きませんので、ボルタレン®（ジクロフェナク）をどんどん使用します。よく腎機能が悪くなるからと言いますが、もう人生の最終段階なので腎機能にはかまっていられません。ボルタレン®を 100mg 使うこともあります。そうでないと痛みが取れないんです。骨転移はプロスタグランジンが関係してくるので、実は NSAIDs（非ステロイド性抗炎症薬）が一番効くのです。

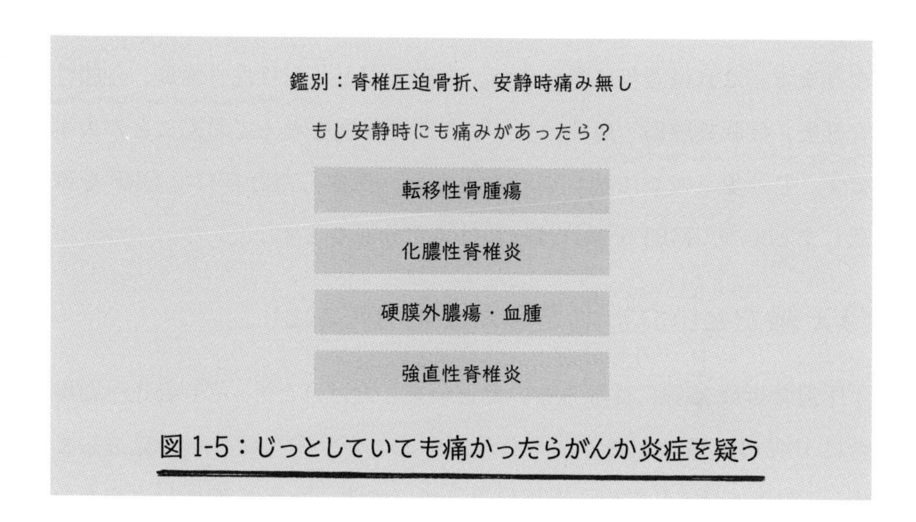

図 1-5：じっとしていても痛かったらがんか炎症を疑う

じっとして痛いと言ったら炎症、感染をまず考えないといけません。化膿性脊椎炎、それから硬膜外膿瘍。訴訟が多いのは硬膜外膿瘍です。じっとしていても痛いというときに採血すると、CRP だけがずば抜けて高いです。白血球はあまり役に立たず、CRP と赤沈が高いことが多いです。

高齢者は熱が出にくい

化膿性脊椎炎、硬膜外膿瘍のときは熱が出ると思うでしょう。しかし実は 4 割しか熱が出ません。だから高齢者って難しいんですよね。熱が出ないのです。じっとしていても腰が痛いというときは、膿ができているんですね。血液の固まりの痛みが出るので硬膜外血腫、特に DOAC（直接経口抗凝固薬）やワルファリンを飲んでいる人が、「腰が痛い」と言ったときは、出血したのではないかと疑いましょう。また、激しい運動をしている人がどこかで転んだ場合も硬膜外血種になりえます。

海外に多い強直性脊椎炎では、じっとしていても痛くて、動くと楽になります。これは若年に多いので、高齢者だと、転移性骨腫瘍、化膿性脊椎炎、硬膜外腫瘍・血腫はしっかりと可能性を考えておくことが大事です。じっとしていて痛いのはおかしい。採血したときにはCRPを確認しましょう。MRIを撮れば転移はすぐ分かります。

○X線だといつ折れたのかがわからない

圧迫骨折はX線には写らないと言いましたけれども、CTと比べた場合に15%の見逃しがあると言われていますが、本当はもっと見逃します。3割以上見逃していると僕は思っています。なぜX線が役に立たないか分かりますか？ 骨が潰れている様子が写っても、今折れたのか、昔折れたあとなのかが分からないんです。

高齢者には、腰が曲がっている人がたくさんいます。この姿勢は圧迫骨折の結果なのです。圧迫骨折のくさび形がたくさん並ぶと腰が曲がります。だから画像診断では今折れたかどうかが分からないということを覚えておいてください。叩いて痛がったら、今折れたのです。叩いて痛がらなかったら昔折れたのです。

ですので、腰の上のほうをしっかり叩くことが大切です。“どん”と響くように押し込みます。

○繰り返される圧迫骨折

一度圧迫骨折を経験すると、そのときの骨折は治っても、全ての骨が弱くなっていると考えるべきです。そのため1年後には、経験者の19%で隣の骨が折れるのです。そのため骨を強くする治療が必要ですが、

20人に1人程度しか効果がありません。20〜25人に1人は転んでも折れなくなります。しかし20〜24人は転んだらやっぱり折れます。これは年なので仕方がないところです。

骨をセメントで固めるという治療法もあります。セメントで固めると、もう次の日から普通に歩けます。また、潰れているところを風船で持ち上げて、その空洞にセメントを押し込むという治療もあり、これも次の日から歩けてリハビリテーションができるようになります。

絶対に寝たきりにさせない

なぜ高齢者は寝たきりにさせないようにする必要があると思いますか？ 1日寝ると1〜3%筋肉が落ちるのです。1週間で10%、2週間で20%、つまり2週間も寝たらリハビリはその3倍の6週間かかります。2週間も寝たら、車椅子生活になってしまうでしょう。

なので、なるべく早く動かしたい、筋肉を落としたくない、というのがわれわれの大きな希望ですが、骨をセメントで固める手技は放射線科医が行うので、日本でもアメリカでもなかなか進んでいません。根性を持ってこれをやってくれる放射線科医があまりいないのです。また、この治療をしたら万事解決かといえば、先ほど話したように隣の骨がまた1年後に折れるので、こんな大きな手術する意味があるのかという疑問も呈されています。

ビスホスホネートの作用

ビスホスホネートという骨を強くする薬もありますが、有名な合併症に顎骨壊死があるのです。

この薬は骨吸収を抑制する効果があるのですが、骨をつくる細胞と骨を壊す細胞がバランスよく動いているところに、骨を壊す細胞を抑える動きをしてしまうので、昔つくった骨を壊さないで残しておくことになります。普通は新陳代謝でどんどん新しい骨をつくって古いのを壊していくので、しなりのあるすてきな骨ができるのに、ビスホスホネートを使うと古い骨が残ってしまうのです。そうすると、骨は固くなりますがガラスのようにパキンと折れるかもしれません。

そして古い骨は細菌に弱いです。骨に直接細菌がつくところはどこですか？　口の中ですね。高齢者は歯の根っこが見えているでしょう。そこに細菌がつくのです。普通の骨には簡単には細菌がつかないので腐りません。口の中が一番汚い。ですので、口の中をいかにきれいにするかが大事です。口が汚いと顎骨壊死が起きるのです。古い骨ばかり残すのはやはり長期的にみると良くないので、この薬は顎骨壊死予防のために3~5年で、1年間休止しなければいけません。しかし実際の病院では、気が付いたら投与8年目でした、ということがあります。「そういえば出していたわ」という感じで、ついだらだらと出してしまうんです。さらに下剤の酸化マグネシウムと一緒に摂ると効果が落ちちゃうんですよ。

Q カルシウムやビタミンDって効果はあるの？

ビスホスホネートを1年間やめることによって骨が弱くなることはないといわれています。だらだらと、長期間飲んではいけません。どうせ飲むのならビタミンDと一緒に飲まなければダメです。

カルシウムの摂取量はあまり重視されていません。カルシウムを経口摂取しようと思ったら6gと、口がモコモコになるぐらい入らないといけないうえに、あまりいいエビデンスがありません。納豆もいいのですが、納豆のビタミンKもエビデンスには乏しいです。近いものにデノスマブという注射もありますが、これも同じ働きなので、５年たって１年間休もうと思ったときにこの薬は使えません。ほかに副甲状腺ホルモンやエストロジェンの薬もいろいろあるのですけれども、劇的に効果を上げるわけではありません。

では、高齢者にはみんなビタミンＤを飲ませたらいいではないかという気持ちになりませんか。ビタミンＤの摂取についてはちゃんとしたスタディ[1)]が出ましたが、何と適当に飲んでも全く効かないということが分かりました。骨折予防にはなっていないのです。

骨粗鬆症のある人だけにはビタミンＤは役に立ちますが、年齢相応な骨の人は飲んでもあまり役に立たないんです。悪い作用はありませんから、別に飲んでも問題ないのですが、ちょっとがっかりでした。

1時間目　高齢者の救急に強くなる！

②大腿骨の近位部骨折を診察しよう

大腿骨の近位部骨折

65歳以上で介護が必要になる原因には、骨折・転倒が多いのです[2)]（**図1-6**）。フレイルも多いのですが、骨折・転倒すると10年後の生存率が骨折しない人よりも10％以上落ちます。「高齢者は転んではいけない」というのは本当です。

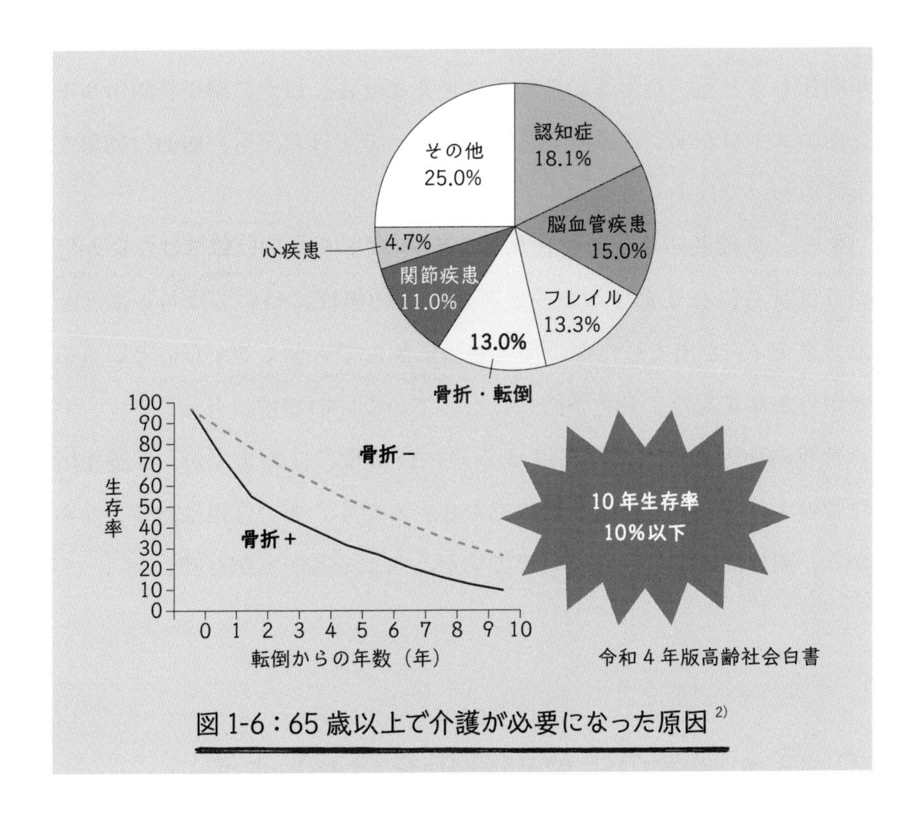

図 1-6：65 歳以上で介護が必要になった原因[2)]

例えば犬の散歩で、犬に引っ張られて転んだ患者さんがいたとしましょう。大腿骨の近位部骨折になった患者さんの足の肢位はどのようになるでしょう（**図 1-7**）。①がに股で短い、②内股で短い、③胴長短足のどれか。正解は①の「がに股短縮」です。左足が痛いという患者さんで、踵の位置が短くなってがに股になっているときは、骨折したとみていいですね。

①がに股短縮（外旋短縮）？
②内股短縮（内旋短縮）？
③胴長短足？

図 1-7：大腿骨の近位部骨折になった患者さんの足の肢位はどうなる？

人工骨頭を入れている患者さんで、②の内股短縮の場合は人工骨頭の後方脱臼です。

図 1-8 のＸ線はどうでしょう。患者さんは左足が痛いと言うのですが、短縮にはなっていません。見た感じはとってもきれいです。５人の整形外科医がこれをみて折れていないと診断しましたが、その患者さんが２日後もう一度来院したら、骨がずれていました。

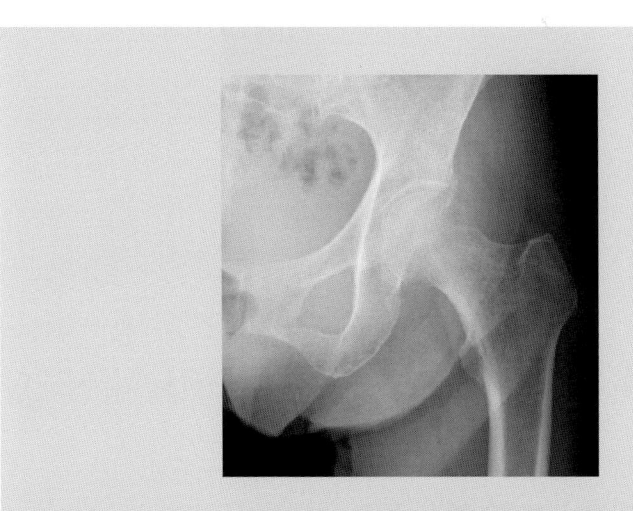

図 1-8：初回来院時のＸ線

2日後の様子が**図1-9**です。これは骨挫傷といいます。骨挫傷のイメージは、鉛筆をぎゅっと曲げたときミシミシといいますね。バキッと折れる前にやめたとき、このミシミシという音の正体は鉛筆の線維が折れた音ですよね。これはX線には写らないんです。このまま体重をかけたら本当にバキッと折れてずれるということになります。

X線に写らない骨折はたくさんあります。有名なのは先ほど話した脊椎の圧迫骨折と、大腿骨の近位部骨折の二つです。本当にX線は役に立たないので、X線で評価するのは、僕は嫌いです。X線で見逃して、後日ずれてしまったときにはがっかりですよね。大きい手術が必要になります。

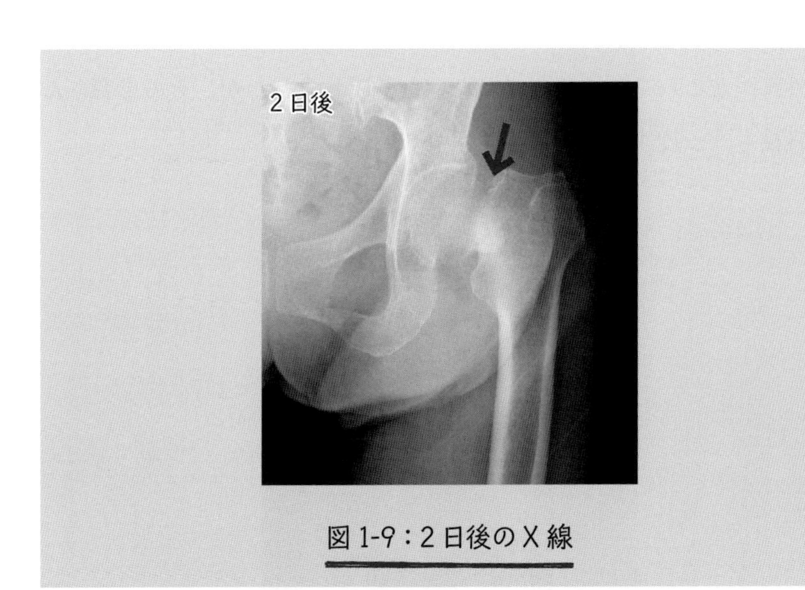

図1-9：2日後のX線

○ 股関節を刺激して診断しよう

では、どんな診察法がいいのでしょう。**図1-10**のどの動きが股関節を最も刺激していると思いますか。実は②なんです。股関節と膝関節を90°に曲げて、股関節を内旋・外旋してこすってやります。骨折があるとこれで痛がるので、ゆっくりやってくださいね（**図 1-11**）。

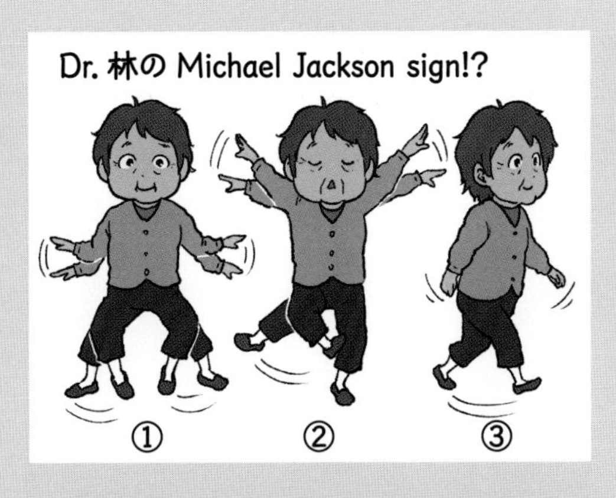

図 1-10：どの動きが股関節を最も刺激するでしょう？

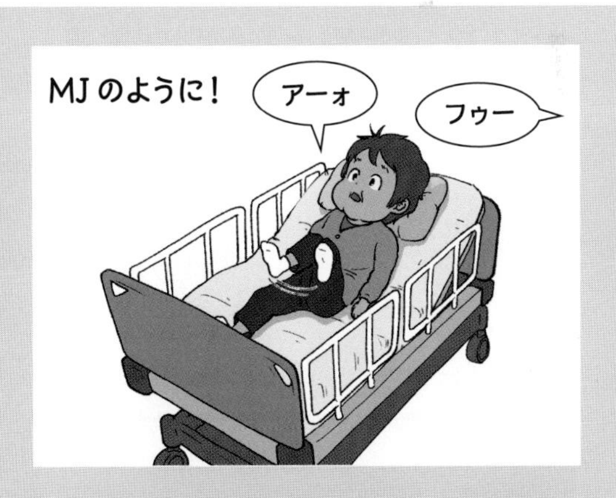

図 1-11：股関節と膝関節を 90° に曲げる動き

右の足が痛いという患者さんが来院しました。**図 1-12** の X 線では、放射線科医には骨折なしと判断されました。角度を変えても骨折なし（**図 1-13**）。**図 1-10** の②の動きでは陽性で、この動きをすると患者さんは痛がっています。これは絶対何かありますね。今度は CT を撮りました（**図 1-14**）。CT でもはっきりと折れているところはないんですね。

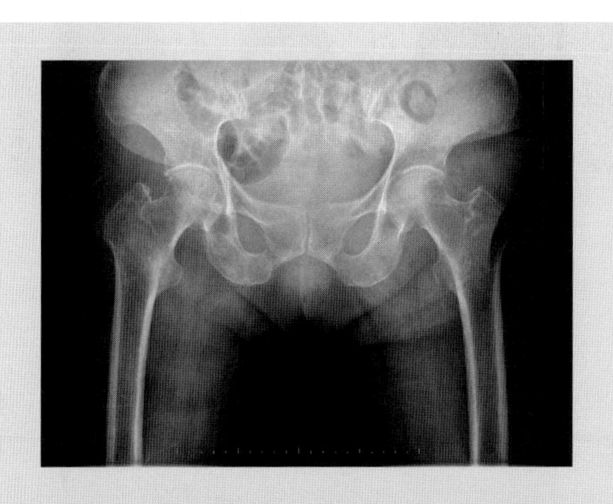

図 1-12：骨折なしと判断された X 線

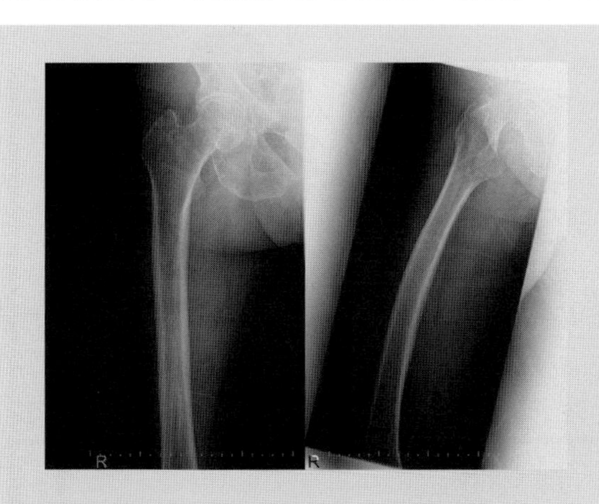

図 1-13：別の角度からも骨折なし

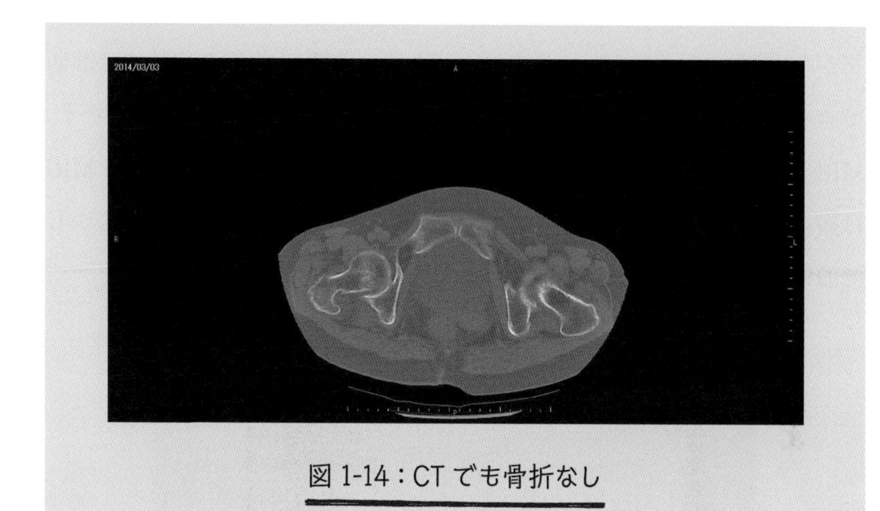

図 1-14：CT でも骨折なし

これは以前、整形外科医がCT画像で折れていないと判断したケースです。しかしCTだけでは診断できないと思い、その後MRIを撮ったのです。**図1-15**を見てください。黒い部分が骨折線です。転子部がきれいに折れていて、骨折線がはっきり入っていますね。

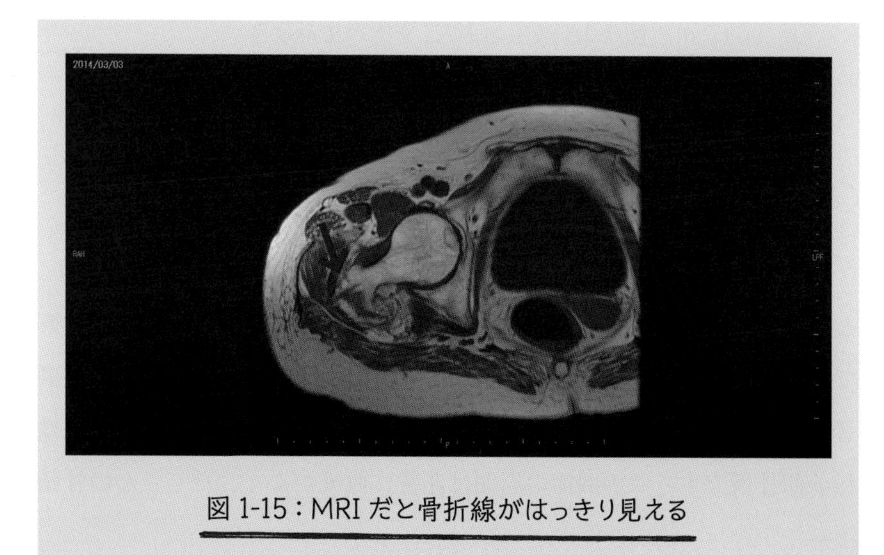

図 1-15：MRI だと骨折線がはっきり見える

図 1-16 はCTと比べた同じ場所です。CTでは骨折線、海綿骨の骨折が全く写っていません。骨皮質がずれない限り、X線とCTでは診断できません。MRIは中でずれて水がたまるので見つけられるのです。MRIは水に強いんですね。しかし夜中に技師さんを起こしてまでMRIは撮らなくていいですからね。ずれていないのだから患者さんは寝かしておいて、体重さえかけなければいいんですよ。

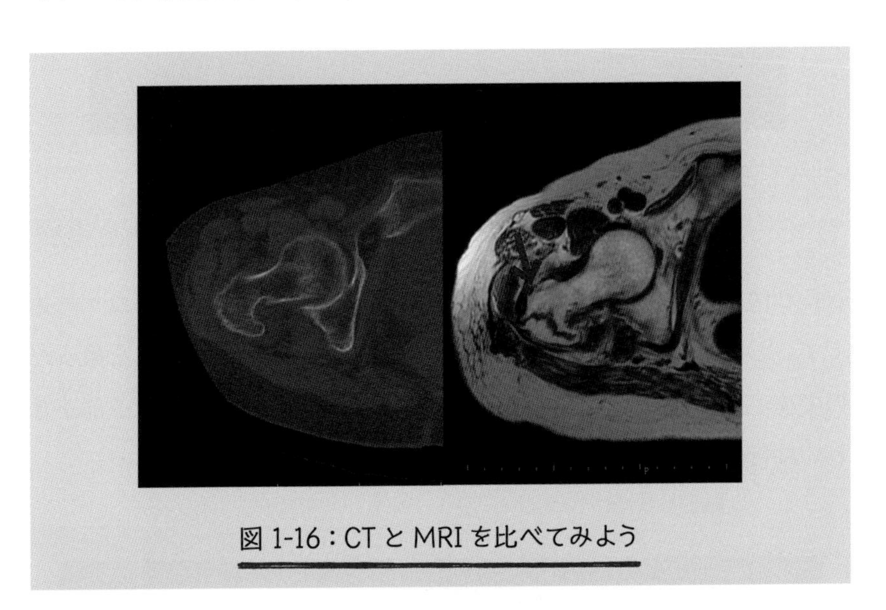

図 1-16：CTとMRIを比べてみよう

○ 本当は怖い大腿骨の近位部骨折

大腿骨の近位部骨折には、頚部骨折と転子部骨折の2種類あります。どちらの方が怖いでしょうか。頚部骨折は骨頭置換術という大きい手術で人工の骨頭を入れないといけないので大変ですが、われわれ医療従事者にとってはあまり怖い骨折ではありません。病棟の皆さんが怖いのは転子部骨折です。この関節の周囲は非常に血流がよく、たくさんの骨髄があります。つまりDOACやワルファリンを服用すれば、一晩で出血性ショックになるかもしれません。500〜800mLは簡単に出血する可能性があります。

脂肪塞栓と肺塞栓のリスク

また、骨髄が飛んで肺に引っかかると脂肪塞栓になります。転子部骨折では骨髄（脂肪）も豊富であり、一晩で脂肪塞栓で死亡してしまうこともあります。

病棟ですべきことは脈の確認です。脂肪塞栓では絶対脈が速くなります。頻脈になるとサチュレーションが落ちたら非常に危険です。サチュレーションが少し落ちてきました、脂肪塞栓ではないでしょうかという状況では、たいていの整形外科医は「循環器を呼んで」と言います。

大腿骨近位部骨折は入院して3〜4日たつと脚に静脈血栓ができやすくなります。それが飛んで肺塞栓になるんです。だから、これも気を付けてくださいね。

高齢者が自宅で転んで、じっと寝て我慢していたけれど、やはり歩けないので来院しました、というように、3〜4日してから来る人が一番怖いです。静脈血栓が飛んだら、入院した病棟でそのまま肺塞栓です。救急隊員が1、2、3と動かすときに脚にあった血栓が飛ぶんです。自宅で3〜4日寝ていたという病歴は絶対聞き逃さないでください。片足が腫れていないかどうかも確認してくださいね。

なるべく早く手術して寝たきりを回避しよう

先ほど話したように、寝込んでいると寝たきりになってしまうので、なるべく2日以内に手術して、早く歩かせることが非常に重要です。大腿骨の近位部骨折は2日以内のオペを目標にしようとガイドラインに書いてあります[3]が、COVID-19などの関係でスケジュールが遅れて、1週間程度寝かせてから手術をしていると、たいてい寝たきりや車椅子生活になります。

もう一回言います。X線、CTは役に立ちません。CTが全く正常なケースが13%もあります（**図1-17**）。だからMRIがいいのですが、患者さんが**図1-10**の②の動きで痛がっているかを必ず確認するというのがすごく大事です。それを覚えておいてください。もし撮れたらMRI、撮れなくても**図1-10**の②の動きで痛がっていたら折れていると思って歩かせないようにします。

高齢者が転んだとき、転んだ理由を必ず聞いてください。失神が原因の場合もあります。感染症や慢性硬膜下血腫がある場合も転びやすく、慢性硬膜下血腫は易転倒疾患（easy of falling）という名前がついているくらいです。感染症の合併を見逃さないようにしましょう。薬剤による影響も多いです、薬による立ちくらみで転ぶこともすごく多いですよね。原因を確認する必要があります。

大腿骨頚部骨折でも…

3〜10%　X線 正常
2〜13%　CT 正常

図1-17：X線、CTは役に立たない

◯ 転倒の原因は？

あるスタディでは転倒入院した患者さんの5人に1人感染症があったのです[4)]。一番多い原因は尿路感染、次が肺炎です。転んで入院して、体調が悪いというときには、尿と肺は調べておいたほうがよいです。感染症が隠れている可能性が高いです。

高齢者の感染症はなかなか気が付きにくいんです。ふらつき、めまい、元気がない、食欲が低下した、息切れ、熱とありますが、熱だってなかなか出ないでしょう。初診時に33％が見逃されているといわれています。転んで骨折しただけではなくて、なぜ転んだかの原因の確認が必要です。慢性硬膜下血腫、感染症、心血管性の失神は病棟で急変することがありますので、気を付けないといけません。

82歳の女性が大腿骨近位部骨折で入院しました。着用するストッキングとして**図1-18**のどれが適切ですか？ 弾性ストッキングですね。ただ弾性ストッキングのエビデンスはありません。2017年のガイドラインのエビデンスはイマイチとなっています[5)]。ただし、弾性ストッキングをはいていなかったからという理由で訴えられて裁判で負けたという例もあります。

82歳女性、大腿骨近位部骨折
何がいい?
①だんせいストッキング?
②じょせいストッキング?
③美脚ストッキング?

図 1-18：ストッキングの有効性やいかに?

高齢者が入院してしばらく寝たきりです、となったら弾性ストッキングは絶対はかせてください。裁判のためです。

本当に予防のためとなるのはフットポンプです。フットポンプをしてなるべく毎日リハビリするというのが非常に大事です。

骨粗鬆症じゃなくても骨は折れる

転んで骨折する人には骨粗鬆症を疑うところですが、実際に転んで折れた人の大腿骨頸部を調べると、骨が薄かった人は3人に1人しかいなかったのです。3人のうちの2人は年齢相応、80歳なら80歳の骨相応でした[6]。だからその年齢の骨は既に折れやすいということです。

今よく使われているビスホスホネートなどの骨粗鬆症の薬は、175人に1人しか効いていません。大腿骨近位部骨折の予防についての数値(NNT：Number Needed to Treat)です。だから骨が強くなっても転んだら折れるんですよ。転んではいけないというのが本当に大事です。

運動で体幹と筋力バランス感覚を鍛えよう

実は運動で骨折は25％減ります。運動が非常に大事です。各運動の効果を調べたスタディがあり[6]、その中で一番よかったのがバランス強化です。散歩はよく行われますが役に立たないんです。太極拳などのように、しゃがみながら重心移動をさせる動きが、バランスを取ったり体幹を鍛えたりするのに適しています。

ヨガも人気ですが、ヨガは効果があるというデータと、ないというデータの両方があります。太極拳はあちこちでいいというデータが出たんです。体幹を鍛えるスロースクワットとバランス強化がとても大事なんです。なので明日から皆さん、申し送りをするときは片足で立ったり、鶴のポーズをしながら屈伸したりすると高齢者になっても転ばなくなります。バランスと筋力が一番大事です。

③高齢者の特徴を理解しよう

視力低下・難聴・尊厳の問題

高齢者の生理的な特徴を知らないと、対応も大変です。高齢者は視野が狭く耳も遠いので、遠くから話しかけられたり横から話しかけられたりすると、急に出てきたように感じてびっくりするのです。正面から向かっても視界がぼやけているので、看護師さんだと分かるところまで近づかないといけません。顔を見せて、口元を見せて話して、そして手を触ってから行動するといいですね。横からパッと触るとすごくびっくりするんですね。

女性の声、高い声はほとんど聞こえません。いつもよりも声を低くしたほうがいいです。高い声は本当に聞こえなくて、ある程度の大きさになったら急に耳をつんざくような雑音になるのです。聞こえてないのかと思って大きな声で話しかけると「うるさい」と言われますけれど、あれは急に音が聞き取れるようになった瞬間ですね。一定の音圧を超えたら急にすごくうるさく感じる、それが高齢者の特徴です。また、味覚が壊れるので、しょっぱいものを好むようになります。せっかくおいしいものをつくっているのにソースや醤油を大量にかけたりして、イライラさせられたりしますね。気持ちは分かりますが、味覚が壊れるというのも特徴なのです。

また、人としての尊厳を保つのが難しくなります。何とかトイレまで我慢しようと思うのに、途中で漏らして尊厳が崩れていくというのは、人間の悲哀ですよね。それを味わっている方には気を遣ってあげる必要があります。皆さん、今おむつをしろと言われても嫌でしょう。おむつだから、おしっこ、うんちをしても大丈夫だよと言われても嫌ではないですか。トイレに行きたいですよね。そういうのを何回か繰り返して自尊心が崩れていくという過程があるのですね。

高齢者とコミュニケーションをとる様々な工夫

図1-19は「もしもしフォン」というもので、これを耳元に持っていってしゃべるんです。コロナのときにはマスクが必要なので仕方がないんですけども、高齢者は口元を見て何となく音が聞こえてくるのを解読するので、医療者は口元を見せながらしゃべるようにします。この「もしもしフォン」を使うと、何となく耳元で大きい音が聞こえるので、口元を見て言葉を読むことができます。距離は離れるので、マスクなしでもあまり問題はないですよね。

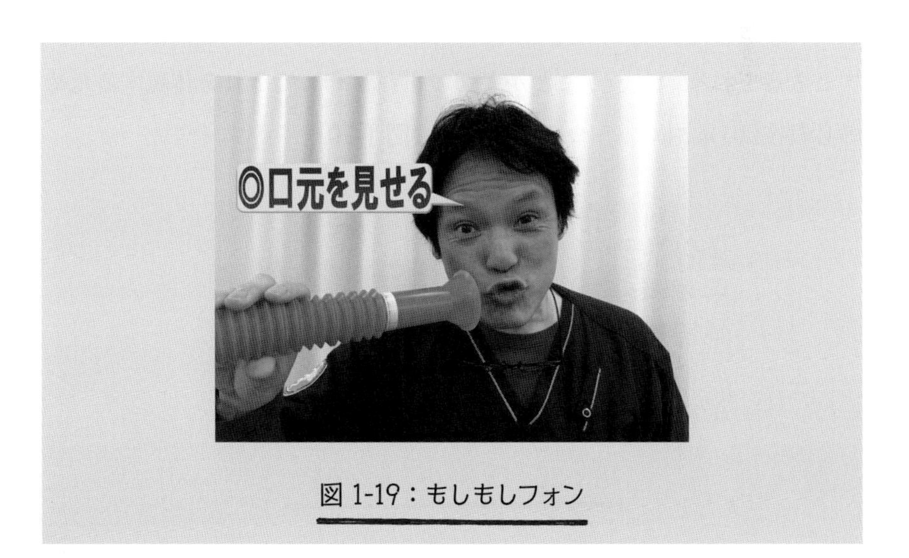

図1-19：もしもしフォン

沈黙も大事です。ゆっくり考えているので、ペースを合わせてあげましょう。最低7秒は待ちます。いつまでも待っていると、全く聞こえていない場合は気まずい沈黙が続くことになります。7秒待って反応がなければ聞こえていないということです。

『ユマニチュード』という書籍には、高齢者の尊厳を保ちながら会話しましょう、対応しましょう、正面から向かいましょうということが記されています[7)]。ベッドの向こうに寝ていたら、ベッドを引っ張ってその奥に入って顔を正面に持っていって話しかけるとうまくいくんです。背中から触って、こっちを向かせようとすると大暴れしますよね。そういう方法が書いてあるので、ぜひ病棟で購入していただいて、みんなで読んでみてください。

○ Dr. 林の「5つのな」

高齢者救急の神髄は、“Love & Respect”ですね。もう常にこの“ラブと敬意を払う”ということが大切ですね。そしてそれを体現するための必殺技はDr. 林の「5つのな」です（図1-20）。

①名前を呼ぶ
②長生きの秘訣を聞く
③何の仕事／趣味を持っていたかを聞く
④何を言っても受け入れる
⑤何度同じことを言っても初めて聞くようなリアクションをとる

図1-20：Dr. 林の「5つのな」

高齢者が喜ぶのは、名前を呼ぶことです。「おじいちゃん、おばあちゃん」ではなくて「○○さん」と呼ぶことが、一番親和性が高いです。名前をたくさん呼ぶのは、仲よくなるコツです。変なお世辞より効果的です。

次の「な」、長生きの秘訣を聞いてください。こういう話題は「いやいや、無駄に生きてしまったよ」などと言いながらも、嬉しいのかたくさんしゃべってくれますね。ぜひ質問形式で、「どうやったらそんなに元気に長生きできるんですか」と聞いてみてください。

次は３つ目の「な」ですね。これは「昔は何の仕事をしていましたか、何の趣味がありましたか」という質問です。昔の記憶というのは必ず残ります。認知症は新しい記憶は忘れてしまって、昔の記憶だけが残ります。ですから、昔取った杵柄をうまく使いましょう。昔、学校の先生だった人には、「先生」と話しかければいいのです。認知症になっても、昔循環器の教授だったという人に「心電図を見てください」と言ったら、そのときだけ急にシャキンとします。昔取った杵柄は、患者さんの元気が出るいい会話だと思いますね。

次の４つ目の「な」ですけれども、高齢者が何を言っても受け入れることです。これは大事です。人によって価値観や人生観は全く違います。例えば今の世の中、LGBTQ を認めるのは当然だと言っても、「LGBTQ、何だそれ、わしは許さん」という、自分の価値観とは違う人がいることを認めないといけません。違いを認めるというのは大事です。だって「うん」と言えないのだもの。高齢者には男は外で働いて女はうちにいるのが当たり前だと考える人もいます。古い考えだ、おかしいよ、と現代の考えで対抗してけんかしても仕方がありません。この患者さんはそういう考え方なんだな、と違いを受け入れましょう。

次の最後の「な」ですね。高齢者が何度同じことを言っても受け入れることです。「同じことをさっき聞いたよ」と言われると、高齢者はちょっとショックを受けるのです。何回聞いてもびっくりしたふりをしてください。ハ行で答えます。はあ、へえ、ふーんと、3回目だなぁと思いながら聞いてあげてください。これも結構大事です。彼らは短期記憶障害なので、同じことを言ったということを覚えていません。同じことを1日5回も7回も話したっていいんです。患者さんが喜んで話す様子を見て、われわれも喜びます。相手を喜ばせるというのが大事な仕事です。

また、高齢者は気分がよくなると、説教、昔話、自慢話が出てきますので、これは15分耐えてください。そしたらまたいい人に戻りますよ。

両足に力が入らない原因は？

「足が力に入らない」「トイレで立てなくなりました」「両足の麻痺です」といって、高齢者が運ばれてくることはよくあります。両足に力が入らない原因として最も多いのは次のどれでしょう（**図1-21**）。①脊髄損傷、②脳梗塞、③感染症、のうち、③の感染症が非常に多いです。トイレで動けなくなったらだいたいこれです。

①脊髄損傷？
②脳梗塞？
③感染症？

図1-21：両下肢脱力の原因は？

ではこの中で一番多い感染症はどれでしょう（**図 1-22**）。①尿路感染、②肺炎、③腹腔内感染症。一番多いのは①の尿路感染です。その次が②肺炎ですね。

①尿路感染？
②肺炎？
③腹腔内感染症？

図 1-22：最も多い感染症は？

どういうときに疑うのかというと、意識変容、低体温、転びやすいというときですね。90 歳以上はもうほぼ感染症が原因で来院します。高齢者の難しいところは、尿路症状が出る人は 4 人に 1 人しかいない点です。4 人のうちの 3 人は尿の症状を訴えませんが、尿が汚くなっています。4 人に 1 人は「ぼけた」といって来院してきます。「意識変容」とは言わずに元気がなくなった、ご飯を食べなくなった、動かなくなった、などが主訴になります。意識変容という医学用語を患者さんは使いませんね。8 割は体温が正常ですので、体温は役に立ちません。逆に、重症であればあるほど体温は下がります。重症の菌血症、敗血症は体温が下がることを知っておいてください。また、白血球も診断の役には立ちません。カテーテルできれいに採尿したものでなければ、尿路感染の診断には役に立ちません。

一方、肺炎の難点といえば、3 分の 1 は咳なし、熱なし、なところですね（**図 1-23**）。元気がなくなった、意識が悪くなった、食べなくなった、転びやすくなった、と来院してきます。咳なし、熱なしで誤嚥性肺炎というときは、CRP だけが飛びぬけて高いです。CT でしっかり確認しましょう。また2分の1が、意識変容が理由で来院します。若者の肺炎は咳で見つけますが、高齢者は咳き込めません。もう咳をする力もないということです。

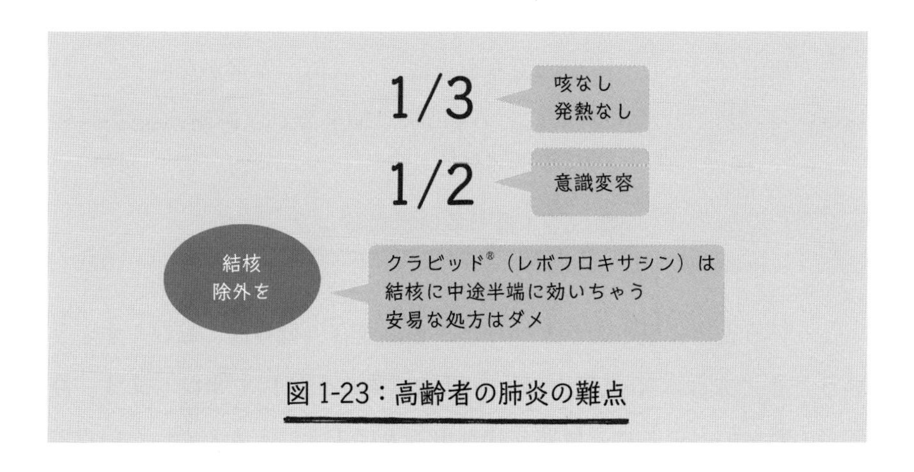

図 1-23：高齢者の肺炎の難点

結核と肺がん

もし肺炎を見つけたときに、絶対に気を付けてほしいのは結核と肺がんです。結核は必ず聞いてください。皆さんが感染してしまうときもあります。半年間仕事ができなくなりますからね。肺がんが原因で肺炎になっていることがあります。閉塞性無気肺といい、肺炎が治った後にがんが見つかることがあるというのは知っておきましょう。

誤嚥性肺炎はペニシリン系をよく使います。ユナシン®かゾシン®と覚えておきましょう。誤嚥性肺炎を何回も繰り返す終末期で、要介護5ぐらいになっていて、本人が「寝たきりは嫌だ」と言っていた場合には、抗菌薬を投与しないという選択でもいいですよと、ガイドラインには書いてあります[8)]。本人の生き方、価値観についてきちんと話し合いをして決定しましょう。

「老いた呆けたは感染症」

Dr. 林の感染症の非特異的症状の見つけ方です。「老いた呆けたは感染症」と覚えてください（**図 1-24**）。「お」は嘔吐です。患者さんが嘔吐する原因は何でしょうか。おなかを探しても何も異常がないときには感染症を探してください。「い」の息切れ、息が荒い、呼吸が速い場合、感染症を考えないといけません。「た」は立てない、倒れやすい、転びやすい、元気がない、いわゆる全身倦怠といったものです。そして「呆けた」は意識変容です。意識変容も感染症が原因であることが非常に多いので、確認しておきましょう。

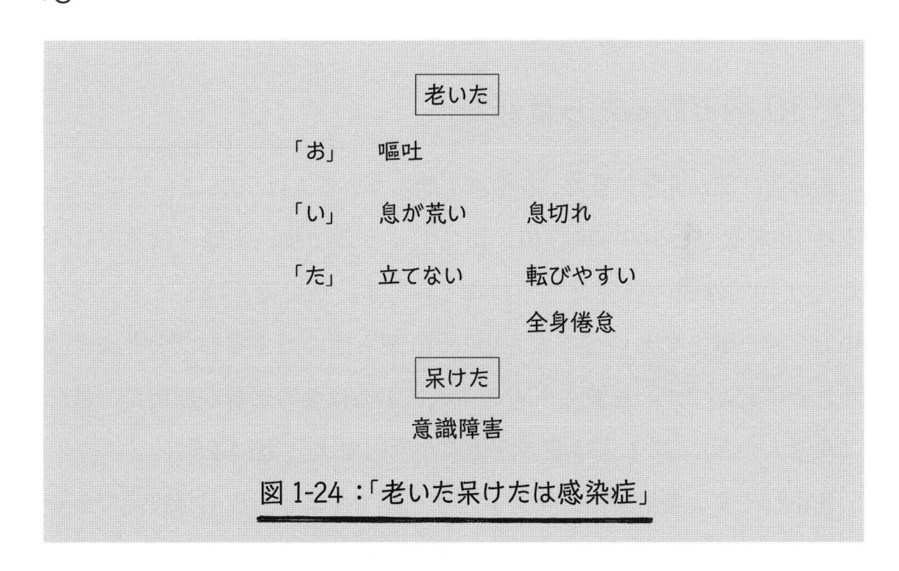

図 1-24：「老いた呆けたは感染症」

実はこの意識変容以外のところの「老いた」は、心筋梗塞のときがあります。胸痛を訴えない心筋梗塞の主訴は、嘔吐、呼吸困難、全身倦怠などがかなり多いです。ということは、「老いた呆けたは感染症」の「老いた」に関係する場合は心電図を最初にとり、それから感染症を探すとうまくいきます。

結構85歳以上の心筋梗塞では、胸痛は少ないんです。呼吸困難が一番多い主訴となります。高齢者は調子が悪いとなんでも「風邪をひいた」とよく訴えます。息がつらいのは風邪をひいたからだ、と思うんですね。「老いた（嘔吐、息切れ、全身倦怠）」は心筋梗塞を探してから感染症の鑑別ですよ。

④薬の作用と副作用

「10剤も飲んだら重罪だ」

高齢者は薬が非常に多く、6剤以上飲んでいる人は70%にもなります。実は10剤飲むと100%副作用が出てしまうのです。実際、救急室に来る人の10%は薬の影響だといわれています。薬の確認はとても大事なので、ぜひ覚えておいてください。「10剤も飲んだら重罪だ」とよく言われるゆえんです。施設入所者の7人に1人は薬の影響が原因で、救急に来る人の10人に1人は薬の副作用が原因です[9]（**図1-25**）。

便秘しやすい薬の筆頭は抗アレルギー薬ですよね。皮膚掻痒症で薬を飲んでいる人は便秘になるのです。カルシウム拮抗剤や抗うつ薬も同様です。便秘を促進させる薬を飲みながら、強力な下剤を飲ませているというのはよくあるパターンです。

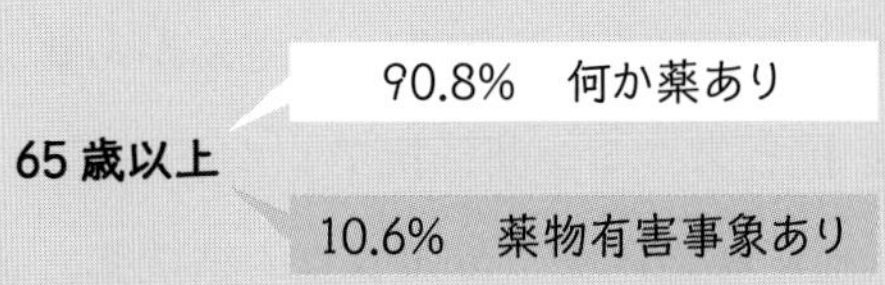

図1-25：ERでの薬物有害事象[8)]

高齢者の転倒も薬を5剤以上飲んでいることが非常に多いです。1日寝ると筋肉が1〜3%、1週間で10%、2週間で20%落ちます。この数字は皆さん知っていてもいいかもしれません。ご家族に話をするときに、入院して上げ膳・据え膳で看護師さんが面倒を見てくれると、だいたい寝たきりになるので、うちにいたほうが寝たきりになりませんよ、といつも伝えています。勝手知ったる我が家のほうが、患者さんは3拍子で歩いていくんですよ。1、2で一歩ずつ足を出し、3で壁や机に手をついて、3拍子です。この手のつく位置がだいたい決まっているので、家では歩けるんです。病院では手をつけないからうまく歩けません。それで「転んだらダメ、歩かないで」と指示されるので、どんどん筋力が落ちていきます。

作用と副作用は表裏一体

薬の副作用は実に多彩です。

○せん妄➡抗パーキンソン薬、ジギタリス製剤、麻薬、H_2遮断薬、β遮断薬

○視覚障害➡抗コリン薬、抗うつ薬、非ステロイド薬、抗結核薬

○パーキンソン症候群➡制吐薬、抗うつ薬、精神神経用薬、Ca拮抗薬

○脱力、筋緊張低下➡筋弛緩薬、抗不安薬、睡眠薬

○眠気・ふらつき➡抗不安薬、睡眠薬、抗てんかん薬、抗うつ薬、精神神経用薬、麻薬 抗ヒスタミン薬、抗アレルギー薬

○失神・起立性低血圧➡降圧薬（カルシウム拮抗薬、α遮断薬、β遮断薬、ACE 阻害薬 など）利尿薬、抗うつ薬、精神神経用薬

抗コリン薬による副作用も多く経験します（**図 1-26**）。便秘しやすい薬ですね。ほかにも口が渇くし、尿閉になるし、血圧は上がるし、緑内障になるし……。抗アレルギー薬、抗ヒスタミン薬、胃薬の抗コリン薬、抗うつ薬、これらの薬はみんな抗コリン作用があります。これらの薬の副作用はすごく多いです。花粉症があるからといって一年中抗アレルギー薬を飲んでいる人もいますけれど、花粉症のときだけ飲めばいいんですよ。

Q: 抗コリン薬を処方している自覚はありますか？

❖便秘	❖口渇
❖ふらつき	❖視野障害
❖尿閉	❖腹部膨満
❖せん妄	❖高血圧
❖眼圧上昇	

抗ヒスタミン薬　胃薬（抗コリン）　抗うつ薬　抗アレルギー薬

図 1-26：抗コリン薬の副作用

NSAIDs の特徴

NSAIDs は腎機能が悪くなります。潰瘍ができやすくなるのが特徴で

すが、胃潰瘍だけなく小腸にも大腸にも潰瘍ができるということが最近分かってきています（**図 1-27**）。貧血の原因を胃だけに求めてもダメなんです。小腸、大腸から血が出ているのですよ。

❖消化性潰瘍：高齢者の 35% は痛み無し
❖NSAIDs：安易な痛みどめの継続はダメ
❖消化性潰瘍予防：○ PPI、 × H_2B

図 1-27：NSAIDs の副作用と注意点

痛み止めは急性の炎症に効きますが、3 カ月以上の長期にわたって飲んだらダメです。一年中ずっと NSAIDs を飲んでいる人もいますが、全く意味がありません。痛いときだけ飲めばいいのですよ。どうしても飲まないといけないのはステントが入っている人です。アスピリンなどがよく使われますね。心臓のステントが入っている人には強力な抗血栓薬が使用されます。そのときには PPI（プロトンポンプ阻害薬）を飲んで予防するしかないんです。NSAIDs は 3 カ月以上使うと腎機能が悪くなるといわれていますね。

NSAIDs を出すと、どれくらい悪影響があるのかという研究があります[10]。ジクロフェナクを出すと死亡率が 1.5 倍増えます。イブプロフェンみたいにかわいい薬でも死亡率が 1.3 倍増えます。死亡原因は腎機能の悪化です。だらだら飲んだらダメですね。

○ PPI の特徴

胃酸を抑制する P-CAB（カリウムイオン競合型アシッドブロッカー）や PPI には、タケキャブ®やタケプロン®、ネキシウム®などがありますよね。この薬は、胃・十二指腸潰瘍から出血しなくなった点は非常によいのですが、ポリファーマシーになりやすい薬剤です（**図 1-28**）。殺菌作用のある胃酸を減らすということは、感染症や誤嚥性肺炎、腸炎になりやすいということです。誤嚥性肺炎の人はPPIを飲んでいることが多いでしょう。誤嚥性肺炎になりやすくなるのも当然ではないでしょうか。栄養が吸収できないので貧血にもなります。ビタミンDやビタミンBの吸収も悪くなり、骨粗鬆症につながります。下剤の酸化マグネシウムを一緒に飲むと、下剤の効果が薄れてしまいます。

PPI →胃潰瘍出血死激減

❖偽膜性腸炎リスク、感染性腸炎、肝性脳症リスク
❖誤嚥性肺炎リスク、認知症
❖低 Mg 血症、ビタミン B_{12} 欠乏、鉄欠乏、骨粗鬆症
❖特定の薬剤吸収低下（キノロン、ケトコナゾール、テトラサイクリン、酸化マグネシウム）

図 1-28：PPI の副作用

また、キノロンの吸収も悪くなります。PPIを2時間ぐらいずらせば効きますよ。キノロンを好きな先生が多いでしょう。クラビット®は何にでも効くので、みんな大好きです。また、余談ですがキノロンと一緒に出してはいけないのはマグネシウムで、酸化マグネシウムを一緒に飲むと効かなくなります。下剤として酸化マグネシウムを飲んでいる人に、キノロンが処方されたら2時間ほどずらして服用してください。時々、難治性の尿路感染で紹介される患者さんに、この2剤を同時に飲んでい

る方がいます。一緒に飲むと効かないことを説明して、2時間ずらして飲んでいただくだけで、同じ薬で治っています。こういうことはよく経験しますね。

PPIも8週間以上続けて飲むのは好ましくありません。胸焼けしたときだけ飲む方がいいのです。これをオンデマンド療法といい、日本消化器内視鏡学会が推奨しています。だらだらと毎日飲んではいけません。胸焼けのときだけ1〜2週間飲んで、あとはお休みします。そうすると安全ですね。

不適切処方に要注意

このように、NSAIDsやPPIを長期にわたって不適切処方しているケースはすごく多くて、3割近くにもなります[11)]（**図1-29**）。一番多いのはデパス®、ロキソニン®、それからタケキャブ®やネキシウム®などは無駄に長期処方されていることがあります。いい薬ですけれども、効いたら一回お休みするというのが大事です。

- ❖デパス®
- ❖ロキソニン®
- ❖タケキャブ®
- ❖ネキシウム®

図1-29：不適切処方されやすい薬剤

救急で有害事象が多い薬を**図1-30**に挙げておきました。利尿薬も長期にわたって服用されることがあるんですよね。

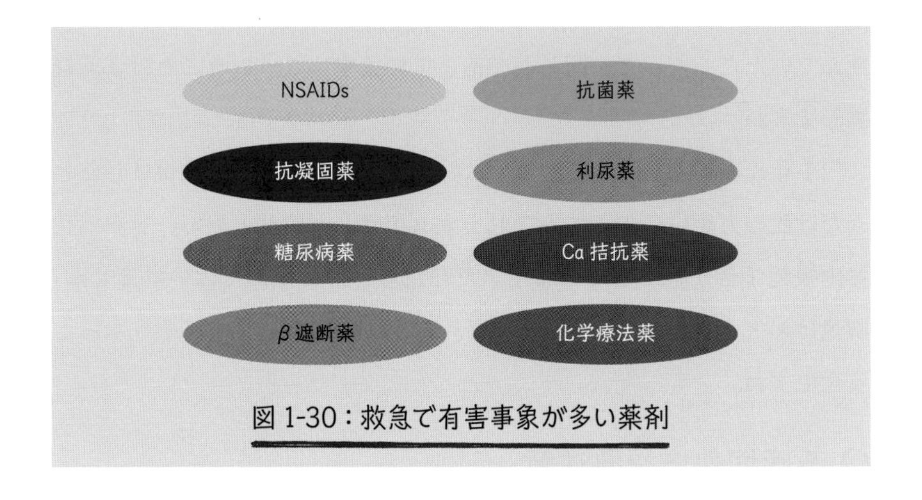

図 1-30：救急で有害事象が多い薬剤

薬同士で副作用が出たり、薬のおかげで減弱したり、薬の副作用をほかの薬で補ったりする、薬の相互作用が今話題になっています。特にNSAIDsが処方されたときの、ARBの降圧薬やバクタ®やスピロノラクトンに要注意です。この系統の薬を服用しているときは、カリウムが上がりやすいんですよ。これらを服用している最中に腎機能を悪くするNSAIDsを飲むと、一気に腎臓が悪くなってカリウムが上がります。カリウムが上がると、高齢者は力が入らなくなってしまいます。整形外科に行って具合が悪くなったというときは、大抵NSAIDsが出されているんですね。このように、もともと飲んでいる薬の作用でカリウムが急に上がって、元気がなくなります。不整脈で死にいたる場合もあります。

薬剤性パーキンソン症候群

口をもごもごさせている高齢者がいるとします。これはパーキンソン病を疑っても、L-Dopaも効果がなく、非典型的な場合、薬剤性パーキンソン症候群かもしれません。① Ca拮抗薬、② β遮断薬、③抗ヒスタミン薬の３つのうち、どの薬が原因だと思いますか（**図 1-31**）。

正解は、皆さんよくご存じの① Ca 拮抗薬です。Ca 拮抗薬は非常にいい薬ですが、10 年ぐらい飲んでいると、体が硬くなったり、元気がなくなったり、動きが鈍くなったりすることがあります。薬剤性パーキンソン症候群を引き起こす薬として覚えてほしいのは、プリンペラン®、ナウゼリン®です。このあたりは高齢者だと多いですね。

85 歳女性、どうも体がこわばる。
口がモゴモゴしている、ユラユラ揺れている（振戦）。

① Ca 拮抗薬？
②β遮断薬？
③抗ヒスタミン薬？

図 1-31：薬剤性パーキンソン症候群

ほかに、ドグマチール®も非常に体が硬くなります。特に高齢者には、ドグマチール®3 錠を分 3 で出してはダメですよ、動けなくなりますから。プリンペラン®とドグマチール®を出されて一日寝たきりになってしまった人がいます。やめたら元気になりました。薬剤性パーキンソン症候群の特徴は、普通の L -Dopa が全く効かないことです。進行が速くて、突進歩行がなくて、対称性で、体が硬くじっとしていて、表情も硬くなるというのが特徴ですね。

高齢者への投薬の基準

高齢者への不適切な薬剤使用を認識するために米国で提唱された、

Beers criteria という有名な基準があります（**図 1-32**）が、**図 1-33** に示したのは、その基準に合致した、長期投与をしてはいけない薬です。たくさんありますね。

≧ 65 歳の不適切な薬剤使用

❖一般的な長期処方を避ける薬剤
❖疾患別に避けた方がいい薬剤
❖高齢者では注意して使用する薬剤
❖薬剤相互作用を避けた方がいい薬剤
❖腎機能低下時に注意すべき薬剤

図 1-32：Beers criteria

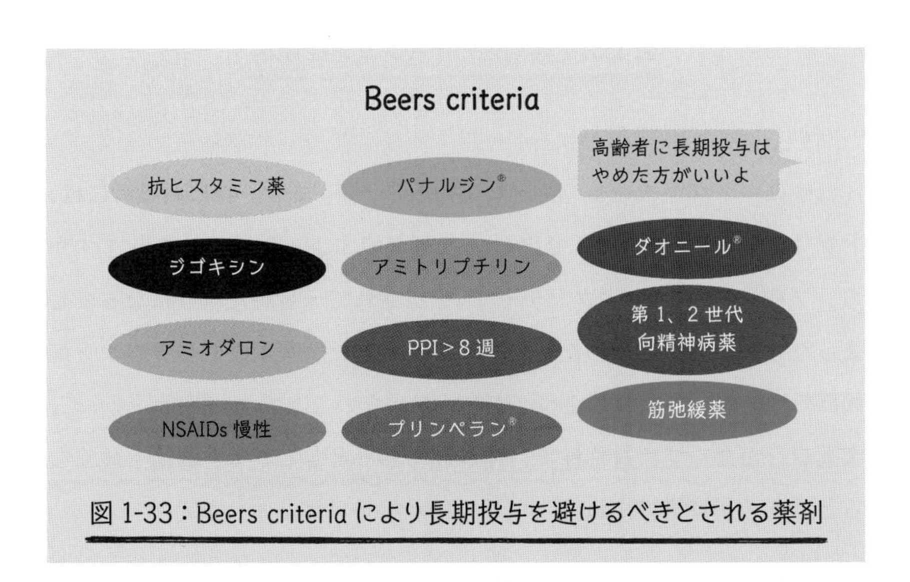

図 1-33：Beers criteria により長期投与を避けるべきとされる薬剤

またヨーロッパでは、STOPP/STARTという、服用が推奨されている薬と、長期投与すべきではない薬の基準が出ていて、最近更新されました[12]（**図 1-34**）。

Screening Tool of Older Persons' Prescriptions ≧ 65 歳

STOPP　1ヵ月以上慢性処方でリスク↑

START　利益の高い医療の開始

図 1-34：STOPP/START[11]

日本では『高齢者の安全な薬物療法ガイドライン』[13] が2015年に出ていますので、こちらを参照してください。服用が推奨される薬には、インフルエンザのワクチンなどがあります。スタチンも服用が推奨されています。スタチンは血管の炎症を抑えるので、コレステロールを下げるというよりも、心筋梗塞や脳梗塞が圧倒的に下がるのです。血管の炎症が落ちるためですね。

図 1-35 はSTART、推奨される薬ですね。血圧の薬ではARBが推奨です。ワクチンはどれも推奨ですよね。スタチンも含まれます。PPIもいい薬ですが、長期服用はダメです。漢方薬も推奨されていますね。薬をやめるときは急にやめないで様子を見ながら減薬します。副作用がなくなった途端、悪い方向の症状が出ることがありますので気をつけましょう。たくさん内服していても、どうしても必要な薬はあるものですからね。

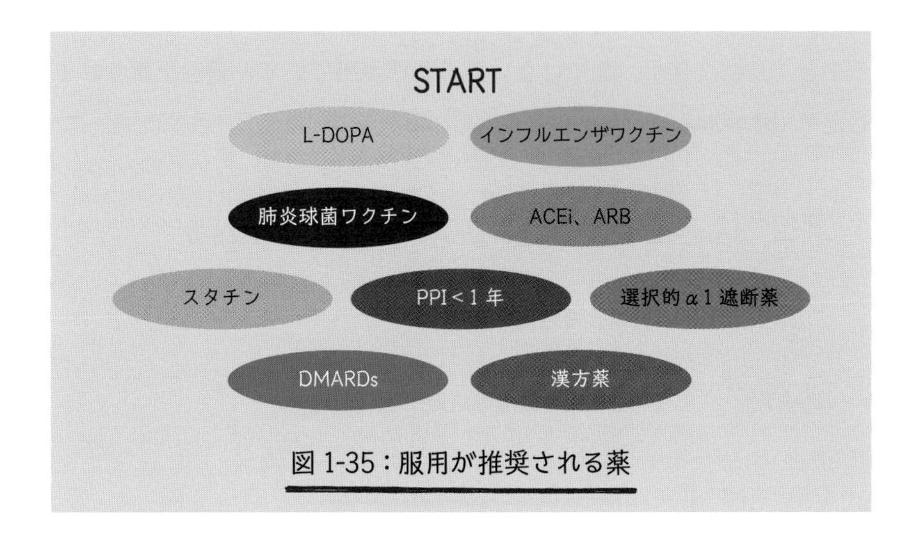

図 1-35：服用が推奨される薬

引用・参考文献

1) Meryl, S. et al. Supplemental Vitamin D and Incident Fractures in Midlife and Older Adults. N Engl J Med. 387(4), 2022, 299-309.
2) 内閣府．令和 4 年版高齢社会白書（全体版）. https://www8.cao.go.jp/kourei/whitepaper/w-2022/zenbun/04pdf_index.html（2023 年 6 月閲覧）
3) 日本整形外科学会診療ガイドライン委員会，大腿骨頚部／転子部骨折診療ガイドライン策定委員会編．大腿骨頚部／転子部骨折診療ガイドライン 2021（改訂第 3 版）. 2021.
4) Manian, FA. et al. Coexisting Systemic Infections in Patients Hospitalized Because of a Fall: Prevalence and Risk Factors. J Emerg Med. 58(5), 2020, 733-40.
5) 日本循環器学会．肺血栓塞栓症および深部静脈血栓症の診断，治療，予防に関するガイドライン（2017 年改訂版）．https://js-phlebology.jp/wp/wp-content/uploads/2019/03/JCS2017_ito_h.pdf（2023 年 6 月閲覧）
6) Hwang, HF. et al. Effects of Home-Based Tai Chi and Lower Extremity Training and Self-Practice on Falls and Functional Outcomes in Older Fallers from the Emergency Department-A Randomized Controlled Trial. J Am Geriatr Soc. 64(3), 2016, 518-25.
7) イヴ ジネストほか．Humanitude（ユマニチュード）「老いと介護の画期的な書」．東京，トライアリスト東京，2014，438p.
8) 日本呼吸器学会成人肺炎診療ガイドライン 2017 作成委員会．成人肺炎診療ガイドライン 2017．2017，日本呼吸器学会.

9) Hohl, CM. et al. Polypharmacy, adverse drug-related events, and potential adverse drug interactions in elderly patients presenting to an emergency department. Ann Emerg Med. 38(6), 2001, 666-71.

10) Sondergaard, KB. et al. Non-steroidal anti-inflammatory drug use is associated with increased risk of out-of-hospital cardiac arrest: a nationwide case-time-control study. Eur Heart J Cardiovasc Pharmacother. 3(2), 2017, 100-7.

11) Bradley, MC. et al. Potentially inappropriate prescribing among older people in the United Kingdom. BMC Geriatr. 2014, 12, 14-72.

12) Denis O'Mahony. STOPP/START criteria for potentially inappropriate medications/potential prescribing omissions in older people: origin and progress. Expert Rev Clin Pharmacol.2020, 13(1), 15-22.

13) 日本老年医学会 日本医療研究開発機構研究費・高齢者の薬物治療の安全性に関する研究研究班編．高齢者の安全な薬物療法ガイドライン 2015.
https://www.jpn-geriat-soc.or.jp/info/topics/pdf/20170808_01.pdf （2023年6月閲覧）

2時間目

病棟で急変もへっちゃらよ！

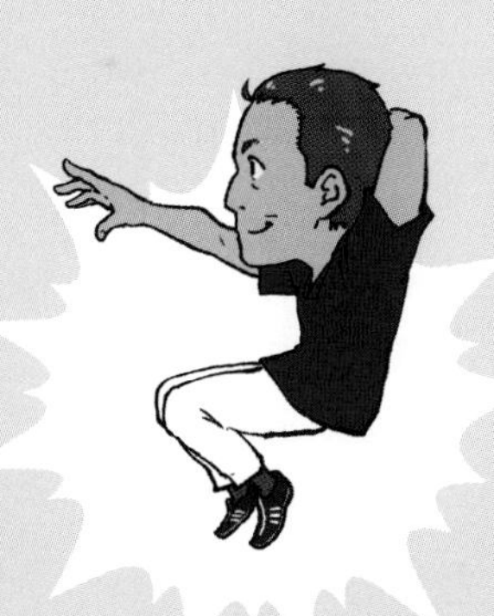

八戸市立市民病院
事業管理者（CEO）
今 明秀

①あるある！ 病棟急変その1：SpO_2 アラームが鳴った

急変とその対応

2時間目の「病棟で急変もへっちゃらよ！」は、今 明秀が担当いたします。さて、病棟で予想される急変と対応にはどんなものがあるでしょう（**図 2-1**）？ 「酸素が足りない」「呼吸が止まっている」「お腹が痛い」「意識がおかしい」「熱が出た」「痙攣しています」「不穏です」などですね。このようなコールは多いですよね。

- ❖酸素が足りない
- ❖呼吸が止まっている
- ❖腹が痛い
- ❖意識がおかしい
- ❖熱が出た
- ❖痙攣しています
- ❖不穏です

図 2-1：病棟で予想される急変と対応

多いということは、こういうコールに対応できると、ちょっと自信がつくのですね。それぞれ、皆さん少しずつ不安ではないでしょうか。今回は、これを全部説明します。

図 2-2 の症例です。内科病棟に誤嚥性肺炎で入院中の 80 代女性。肺

炎治療は順調で、食事を開始して、少しむせ込みはあったけれども、明日退院予定の患者さんです。ところがその夜、SpO_2 が低下してアラームが鳴りました。退院の前日の出来事です。こういうのはだいたい前日に起きるんですよね。

症例 1　内科病棟
80 代女性、誤嚥性肺炎で入院中。

❖肺炎治療は順調で、食事を開始し少しむせ込みはあったが、明日退院予定
❖退院前夜に、SpO_2 が低下しアラームが鳴った

図 2-2：症例 1　誤嚥性肺炎で入院中の 80 代女性

「SpO_2 が下がりました」「酸素が足りません」これは危険サインです（**図 2-3**）。悠長に病名探しをしていないで、まず呼吸数と呼吸の様式を確認します。

「酸素が足りない」は危険サイン
悠長に病名探しはだめ
まず呼吸数と呼吸様式を確認
❖気道の問題を解決しよう
❖病歴と身体所見で鑑別しよう
❖SpO_2 低下≒低酸素だけではない

図 2-3：「酸素が足りない」のは危険サイン

まず気道に問題がないかどうかを考えます。それから病歴と身体所見で鑑別します。SpO_2 低下が必ずしも低酸素とは限らないですよ。

○ 呼吸様式の確認をしよう

では、呼吸様式を確認しましょう（**図 2-4**）。下顎呼吸なら、頭部後屈顎先挙上をして、バッグバルブマスクの着用を開始します。

呼吸様式が変

1. 下顎呼吸→頭部後屈顎先挙上、バッグバルブマスク着用開始
2. シーソー呼吸→気道を開通せよ、頭部後屈顎先挙上
3. いびき呼吸→気道を開通せよ、頭部後屈顎先挙上
4. 努力呼吸（肩呼吸、起坐呼吸）→その理由を考えよ、気道かもしれない

図 2-4：呼吸様式の確認

息を吸うと、通常胸が上がります。しかし、本来胸が上がるはずなのに、お腹が動き、逆に胸がへこんでいるような、おかしな呼吸をしている場合があります。これをシーソー呼吸といいます。こういった動きを見たら、気道に原因があります。そういうときもやはり頭部後屈をします。

気道を確保し、酸素を投与して、痰を吸引します（**図 2-5**）。もしかしたら痰の吸引だけで気道がよくなるかもしれません。この患者さんは痰を吸引したら SpO_2 が上がりました。

後で分かったのですが、病棟で不穏の状態に対して睡眠薬を 2 錠内服させていました。こういった理由で舌根が沈下して、気道が塞がってしまったのです。

症例 1：内科病棟
80 代女性、誤嚥性肺炎で入院。明日退院予定。

❖退院前夜に、SpO_2 が低下しアラーム
❖いびき呼吸
❖気道確保し、酸素開始、吸痰した
❖ SpO_2 が上がった
❖不穏に対し睡眠薬を 2 錠内服させていたことが後で分かった

病歴と身体所見で鑑別しよう

図 2-5：症例 1 の対応と経過

○ 病歴と身体所見で鑑別しよう

次に病歴と身体所見で鑑別していきます。

図 2-6 の症例は整形外科病棟です。整形外科病棟では骨や筋肉の問題、ケガが理由で入院しているはずなのに、実は病棟の中で肺炎が起こったりすることがあるのです。

症例２：整形外科病棟
70 代女性、大腿骨頚部骨折術後３日。

❖初めて離床してトイレで排便後から呼吸困難感が出現した
❖頻脈、頻呼吸、SpO_2 低下を認めたので Dr コールした
❖起坐呼吸、呼吸数 30 回 / 分、心拍数 130 回 / 分、血圧 130/85mmHg、SpO_2 80%
❖頚静脈怒張あり
❖左下腿浮腫あり
❖呼気喘鳴あり

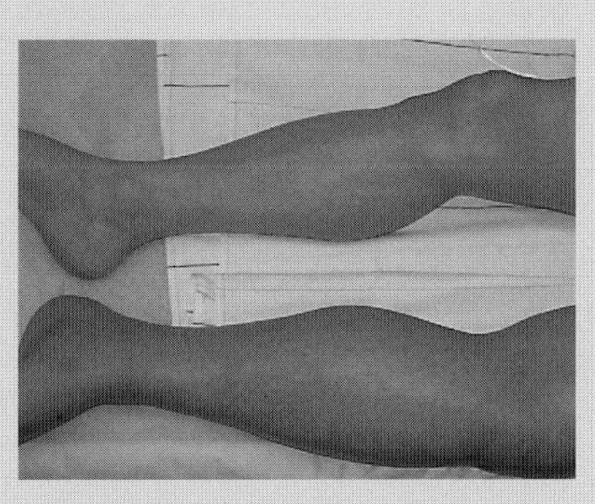

病歴と身体所見で鑑別しよう

図 2-6：症例２　骨折のあとの呼吸困難

70 代女性、大腿骨頚部骨折、術後３日目。大腿骨頚部が骨折すると、足が外旋、短縮しますね。術後初めて離床し、トイレで排便した後から呼吸困難感が出現しました。頻脈、頻呼吸、SpO_2 低下を認めたのでドクターコールをしました。

起坐呼吸の状態です。起坐呼吸というのは座って呼吸することです。普通は寝て呼吸をしますが、寝ると苦しいのでベッドの横に座って、心臓と肺を上のほうにして呼吸します。これが起坐呼吸です。原因は心臓か肺が悪い場合が多いですね。呼吸数は 30 回 / 分です。20 回 / 分以上は異常ですから、30 回 / 分以上は超異常ですよ。心拍数 130 回 / 分、血圧 130/85mmHg です。心拍数 130 回 / 分は速いですよね。どのぐら

いから速いのが分かりますか。収縮期血圧と比べて、同じか、同じよりも大きかったら頻脈ですよ。

頚静脈の怒張ありですね。頚静脈は首の真ん中よりも少し背中側にある青筋で、ここがポコッと腫れています。

左の下腿浮腫もあります。もし心臓病や腎機能悪化や低タンパク血症なら両方が浮腫になります。左だけというのはおかしいですね。

呼気喘鳴もあります。吐くときに笛のような高い音がします。

このような点を、病歴と身体所見で鑑別していきます。

このような症例を見たら、深部静脈血栓症、さらに肺塞栓症を考えます。下腿の深い静脈にできた血の塊が原因です。静脈には弁があり、通常そのなかを赤血球がスムーズに流れています。ところが、長期臥床やけががあると、そこに血の塊ができます。血栓がどんどん増えます。そして、足の深い静脈にできた血栓が上がっていって、肺の動脈に到達します。これが肺塞栓症ですね。

左の下腿浮腫が**図 2-7** です。下腿浮腫は右よりも左の足のほうに多いです。目視で観察してみましょう。腫れていて、少し色が悪いです。下腿を触ってみると痛がる、把握痛があります。これが深部静脈血栓症の徴候です。

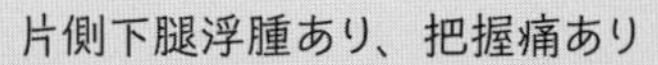

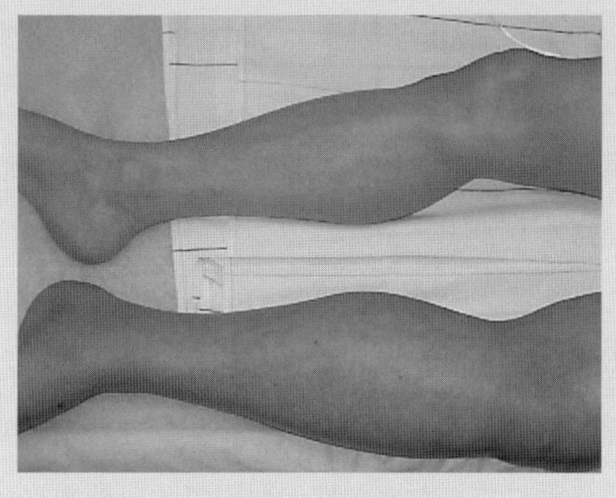

図 2-7：片側下腿浮腫（左）

○ WELLSスコア4点以上は肺塞栓の可能性あり

これで、深部静脈血栓症の徴候があり、肺塞栓の危険性があることが分かりました。病棟で肺塞栓をパッと見抜くには、WELLS（ウエルズ）スコアをチェックします（**図 2-8**）。4点以上は肺塞栓の危険性があります。

まず、深部静脈血栓症（DVT）の徴候があるかどうか。例えば腫れていたり、触って痛かったりすると点数を加算していきます。

「肺塞栓がほかの疾患より濃厚」、これはどういうことかというと、肺炎、心不全があると肺塞栓ではないと考えるのです。肺炎や心不全によくある呼吸困難や、胸痛の病気があるかどうかをまず見つけて、それらがあったら肺塞栓ではありません。肺炎も心不全もないなら、やはり肺塞栓を疑うということですね。

心拍数100回/分以上、4週間以内の手術または3日以上の臥床、

肺塞栓のWELLSスコア
4点以上は肺塞栓の可能性あり

所見	点数
DVTの徴候（下肢腫脹と把握痛）	3
肺塞栓が他疾患より濃厚	3
心拍数100回/分以上	1.5
4週間以内の手術、3日以上の臥床	1.5
DVTまたは肺塞栓の既往あり	1.5
血痰	1.0
悪性腫瘍	1.0

※ DVT：深部静脈血栓症

図2-8：WELLSスコア

DVT（深部静脈血栓症）または肺塞栓の既往あり、血痰が出る、悪性腫瘍がある、と順に点数をつけていって、4点以上になれば、これは肺塞栓らしいということになります。

肺塞栓の判断ツリー

もう少し詳しくいきましょう。肺塞栓の判断ツリー[1]（**図2-9**）というものがあります。まず、肺塞栓なのか、それとも喘息、心不全、肺炎なのかをチェックします。もしも肺炎らしかったら、肺塞栓は低リスクです。「いや、喘息も心不全も肺炎もないよ」となれば、「やはり肺塞栓らしいよね」ということです。

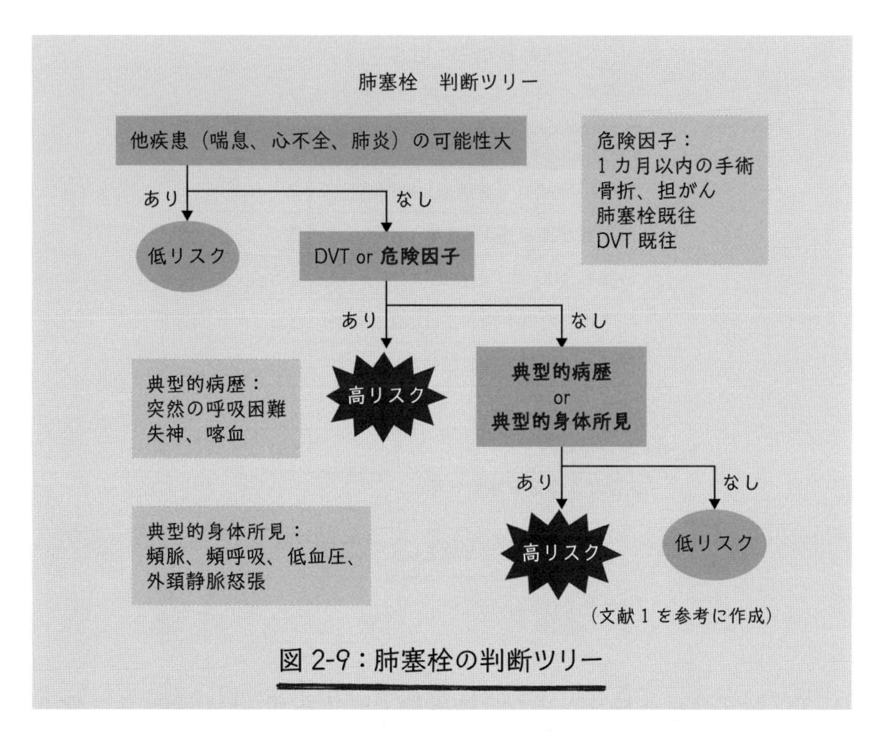

図 2-9：肺塞栓の判断ツリー

次に深部静脈血栓症または危険因子があるかを判断します。危険因子とは、1カ月以内の手術、骨折、担がん、肺塞栓既往、深部静脈血栓症の既往です。これらがあれば肺塞栓が高リスクです。

危険因子もなく、深部静脈血栓症もよく分からない、そんなときは肺塞栓の典型的病歴を見ます。突然の呼吸困難、失神、喀血があったら、高リスクです。もしくは肺塞栓の典型的身体所見を見ます。頻脈、頻呼吸、低血圧、外頚静脈怒張です。頻脈、頻呼吸は肺塞栓以外でもよくあることではありますが、これでチェックをしていきます。

◯ 肺塞栓＋ DVT のリスクが高い病棟はどこ？

肺塞栓＋ DVT のリスクが高い病棟はどこでしょう。けがや骨折の手術があるから、外科系病棟でしょうか。いやいや、意外にも②内科なんですよ[2]（図 2-10）。

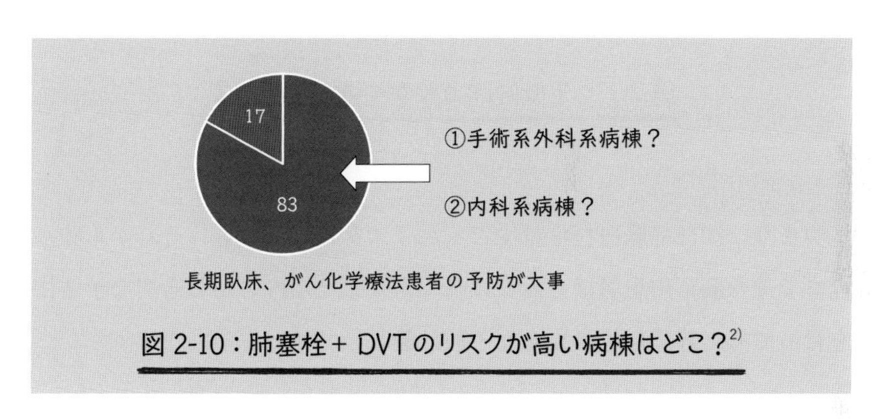

図 2-10：肺塞栓＋ DVT のリスクが高い病棟はどこ？[2]

どうして内科病棟なのでしょう。それは、長期臥床が多く、がんの化学療法の人も入院しているからです。だから、整形外科病棟や外科系よりも内科病棟のほうが多いんですね。

脳卒中の患者さんに深部静脈血栓症、肺塞栓症の予防を行わなかった場合、下肢静脈血栓ができるのはどのくらいの確率でしょう（**図 2-11**）？　①ほぼ全例、② 60％、③ 10％、どのくらいだと思いますか？正解は②の 60％です。脳卒中の患者さんは危険なのです。肺血栓塞栓症の頻度は 0.21〜0.45％です。

脳卒中患者に予防を行わなかった場合、下肢静脈血栓ができるのは……

①ほぼ全例？

② 60%？

③ 10%？

肺血栓塞栓症の頻度は 0.21～0.45%

適切な予防法を行っても完全な静脈血栓の予防は困難

図 2-11：下肢静脈血栓ができる確率は？

つまり、深部静脈血栓症はすごく高リスクだけれども、それから肺塞栓まで進む脳卒中患者はそんなに多くありません。しかし適切な予防法を行っても、静脈血栓の完全な予防は難しいです。

主な予防法

主な予防法は２つ、弾性ストッキングと間欠的空気圧迫法（フットポンプ）です（**図 2-12**）。特に間欠的空気圧迫法が今、効果的だと言われていて、弾性ストッキングの人気が落ちています。

❖静脈血、リンパ液のうっ滞を軽減し、静脈還流を促進

❖静脈のうっ血による静脈内皮の損傷を防止

❖線溶活性を促進

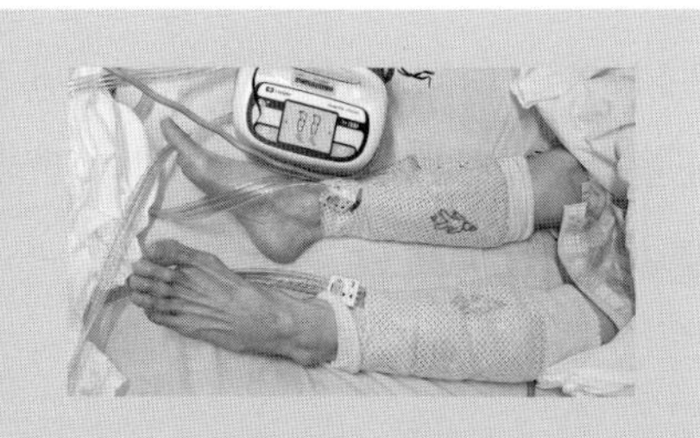

図 2-12：弾性ストッキングと間欠的空気圧迫法

間欠的空気圧迫法には、静脈血、リンパ液のうっ滞を軽減し、静脈還流を促進する効果があります。これは想像できますね。空気で足を揉むようにすると、うっ滞が軽減されます。

静脈のうっ血による静脈内の損傷を防止する効果もあります。静脈がうっ滞し続けると、静脈に傷がつくのです。傷がつくと、今度はそこに血栓ができます。

そして、線溶活性を促進し、血が固まりにくくなります。このようにしっかりとした効果があると言われています。

○ 骨折で入院中の男性の SpO_2 低下

3番目の症例は、70代男性、腰椎圧迫骨折で入院中の例です（**図2-13**）。申し送り前のラウンドで SpO_2 が低下していることに気付きました。血圧100/50 mmHg、脈拍100回/分、呼吸数35回/分です。前述のように、頻脈を判断するときは収縮期血圧と比べてください。同じか、同じ以上だと脈が速いと判断します。呼吸数は20回/分以上だと速いですね。30回/分以上は超異常です。体温も38.5℃あり、高いです。

看護師から緊急の報告です。「骨折の男性の SpO_2 が88%に低下しています。診察をお願いします」。医師からの返答は「苦しそうでなければ、酸素を開始して、様子をみてください。熱は座薬を使ってください」とのことでした。

症例 3：70 代男性、腰椎圧迫骨折で入院中。
申し送り前のラウンドで SpO_2 低下。

血圧 100/50mmHg、脈拍 100 回 / 分、呼吸数 35 回 / 分、体温 38.5℃
❖看護師「緊急の報告です。骨折の男性の SpO_2 が 88%に低下しています。診察をお願いします」
❖医師「苦しそうでなければ、酸素を開始して、様子をみてください、熱は座薬を使ってください」

図 2-13：症例 3　腰椎圧迫骨折で入院中に SpO_2 低下

その 15 分後、血圧 83/40 mmHg、脈拍 100 回 / 分、呼吸数 35 回 / 分、体温 38.5℃でした（**図 2-14**）。血圧が落ちてきましたよ。看護師から緊急の報告です。「骨折の男性の血圧が低下して、ショックです。診察をお願いします」。今度は医師も「すぐに行きます」と返答します。

症例 3：70 代男性、腰椎圧迫骨折で入院中。
申し送り前のラウンドで SpO_2 低下。

❖15 分後
血圧 83/40mmHg、脈拍 100 回 / 分、呼吸数 35 回 / 分、体温 38.5℃
❖看護師「緊急の報告です。骨折の男性の血圧が低下して、ショックです。診察をお願いします」
❖医師「すぐに行きます」

図 2-14：症例 3　15 分後の状態

報告の2チャレンジルール

1回無視されても、2回目に根拠を付けてもう一度報告しましょう（**図2-15**）。このことは医師も承知で、よほどのことがない限り2回目はスムーズに来てくれます。なので2回目はよりしっかりと説明しましょう。1回目と2回目の間を空ける必要はありません。1回目で行動を起こさない医師でも、2回目は必ず来ますので、そう思って2回目の報告を早めにするといいと思います。

- 看護師：1回目は無視されても、2回目に根拠を付けてもう一度報告
- 医師：このことは医師も承知。よほどのことがない限り2回目はスムーズに来てくれる

図2-15：報告の2チャレンジルール

SpO_2低下は低酸素だけでなく低血圧を意味することも

血圧83/40 mmHg、脈拍100回/分、呼吸数35回/分、体温38.5℃。血圧低下のために脈波が末梢まで届いておらず、SpO_2が測定できていません（**図2-16**）。例えば尿路感染症による敗血症で血圧が低下していきました。SpO_2低下は低血圧を意味します。つまりSpO_2の低下があるからといって、肺炎とは限らないですね。尿路感染症で血圧が低下してもSpO_2が下るためです。SpO_2低下は低酸素だけでなく低血圧を意味することもあります。

❖血圧 83/40mmHg、脈拍 100 回 / 分、呼吸数 35 回 / 分、体温 38.5℃
❖血圧低下のために、脈波が末梢まで届いていないので測定できていない。
❖尿路感染症による敗血症で血圧が低下していた。
❖SpO_2 低下は低血圧を意味することも。

SpO_2 低下≒低酸素　だけではない

図 2-16：SpO_2 低下は低血圧を意味することも

肥満は肺塞栓の危険因子

4番目の症例をみてみましょう（**図 2-17**）。整形外科病棟で、下肢外傷後の肺塞栓による死亡の例です。膝の手術を受けて入院していた肥満体型の人でした。手術翌日の午前5時、トイレから病室に戻る際に意識

症例 4：整形外科病棟
下肢外傷後の肺塞栓で死亡。

❖膝の手術を受け、入院していた。肥満。
❖翌日午前 5 時「トイレから病室に戻る際に、意識を消失して廊下に転倒した」患者は意識を取り戻した。
❖午前 10 時、高次医療機関に転院。3 日後死亡。
❖前医は肺塞栓症の疑いを全く持たなかった。

「手術後」「肥満」という肺塞栓症の危険因子があったにもかかわらず……
損害賠償額 5,000 万円

図 2-17：症例 4　下肢外傷後の肺塞栓による死亡

を消失して、廊下で転倒しました。その後、患者さんは意識を取り戻し、午前 10 時に高次医療機関に転院しましたが、3 日後に亡くなりました。膝の手術をした前医は、肺塞栓の疑いを全く持っていませんでした。手術後で、さらに肥満という肺塞栓の危険因子があったにもかかわらずです。このケースでは、前医は損害賠償金を 5,000 万円支払うという判例が出ています。

呼吸様式が変だと感じたとき、それぞれの対応をみていきます（**図 2-18**）。下顎呼吸のときは、補助換気、バッグバルブマスク、頭部後屈顎先挙上を行います。シーソー呼吸のときも、同じように頭部後屈顎先挙上です。シーソー呼吸のときのいびき呼吸は気道閉塞のサインですので気を付けて観察しましょう。努力呼吸や肩呼吸、起坐呼吸のときはショックかもしれません。このように呼吸様式からもいろいろな鑑別が考えられます。気道閉塞かな、ショックかな、と考えるようにしてください。

呼吸様式が変

1. 下顎呼吸→補助換気開始
2. シーソー呼吸、いびき呼吸
　→頭部後屈顎先挙上
3. 努力呼吸、肩呼吸、起坐呼吸
　→ショックかもしれない

図 2-18：呼吸様式の鑑別

②あるある！ 病棟急変その2：CPA

心停止を見逃してしまう理由

5つ目の症例です（**図2-19**）。ナースコールが鳴りました。「201号室のAさんの反応がありません。救急カート、AEDをお願いします」と、2年目の看護師からのコールです。ナースステーションにいた主任看護師がベッドサイドにかけつけると、2年目の看護師が胸骨圧迫をしていました。「いつ、発症したの？」と主任看護師が聞くと、2年目の看護師は「1時間前のラウンドでは、寝ていたはずです。心電図モニターも普通でした」と答えました。2年目の看護師は冷や汗をかいて、「自分が見逃したのかな」「自分のせいかな」と思っているわけです。

症例5：ナースコールが鳴った
「201号室のAさんが反応ありません。
救急カート、AEDをお願いします」（2年目看護師）

❖主任看護師がかけつけると2年目看護師は胸骨圧迫をしていた。
「いつ発症？」
❖2年目看護師
「1時間前のラウンドでは、寝ていたはずです。心電図モニターも普通でした」

図2-19：症例5　見逃された心停止

心停止を見逃してしまう理由は3つあります（**図2-20**）。

①心停止が予想外の場合。SpO_2が下がったときに、プローブを装着する指を変えたり、耳に着けたりしていませんか？ 反応がないのを睡眠薬のせいだと思っていませんか？

②心停止の徴候を見逃す場合。口と顎だけが動き、胸が動かない呼吸は死戦期呼吸といいます。死戦期呼吸はまるで金魚が水面でパクパクした口の動きに似ています。有効な呼吸ではありません。死戦期呼吸、パクパク呼吸は心停止と判断します。痙攣が起きたときは、ジアゼパムを静脈注射する前に頚動脈を触ってください。もしかしたらVFで痙攣をしているのかもしれません。

③ PEAを見逃す場合。心電図モニターではHR（心拍数）が出ている、こういうときも心臓停止のときがあります。これをPEA（無脈性電気活動）と言います。

この3つが見逃しの理由です。

①心停止が予想外
- SpO_2が下がったときに、プローブを装着する指を変えたり、耳に着けたり
- 反応がないのを睡眠薬のせいに

②心停止の徴候を見逃す
- 死戦期呼吸、ぱくぱく呼吸はCPRスタート
- 痙攣にジアゼパムを静注する前に頚動脈を触れる

③ PEAを見逃す
- モニターが付いていて、HRがあれば……

図2-20：心停止を見逃してしまう3つの理由

ぱくぱく呼吸、死戦期呼吸、下顎呼吸、あえぎ呼吸、これらはすべて心肺停止を指します。胸が上がらず、下顎しか上がりません。

PEA心停止を見逃さないようにしましょう（**図2-21**）。心電図波形はあるのだけれども、頸動脈が触れないのがPEAです。モニターがついていて、HR（心拍数）がしっかりあっても患者の脈を実際に触ってください。もし触れなかったらPEAです。

PEA心停止を見逃すな

脈拍なし、ECGあり

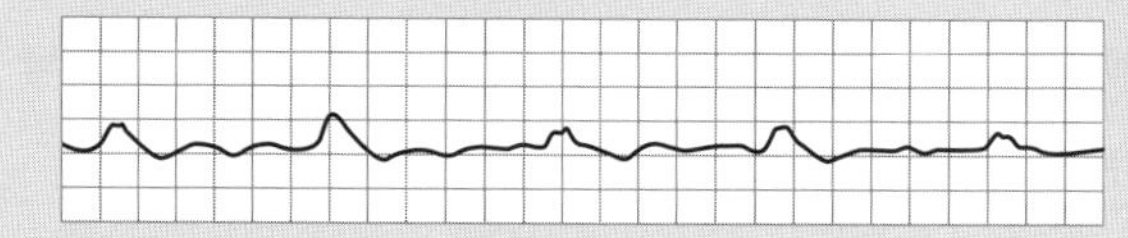

❖モニターが付いていて、HRがしっかりあっても、患者の脈を触れてPEAを見つけろ

図2-21：PEA心停止を見逃さない

○それ急変に対応できますか？ 救急カートを見直そう

今度は救急カートのお話です（**図2-22**）。救急カートとは、ACLS（二次救命処置）に使用する器具や薬剤を収納しておくカートです。急変のときに使うものですが、そのなかでも心臓停止、ACLSに使うものなの

❖救急カートとは、ACLS（二次救命処置）に使用する器具や薬剤を収納しておくカート。

❖薬剤・物品の統一、点検方法の単一化によりいつでも使用可能な状態に。どこでも、誰でも速やかな心肺蘇生を行える。

図2-22：救急カート管理

です。薬剤・物品の統一、点検方法の単一化により、いつでも使用可能な状態にしておきましょう。どこでも、誰でも、速やかな心肺蘇生をできるようにするのが救急カートの役割です。

図 2-23 は筆者の施設（八戸市立市民病院）の救急カートです。一番上の天板に挿管セット、上から１段目にアドレナリンなどの薬剤、２段目に点滴、３段目に静脈留置針、４段目の引き出しには気管挿管の予備物品を入れています。そして一番上には「使用可」と書いた紙を乗せておいて、点検済みだと分かるようにしてあります。

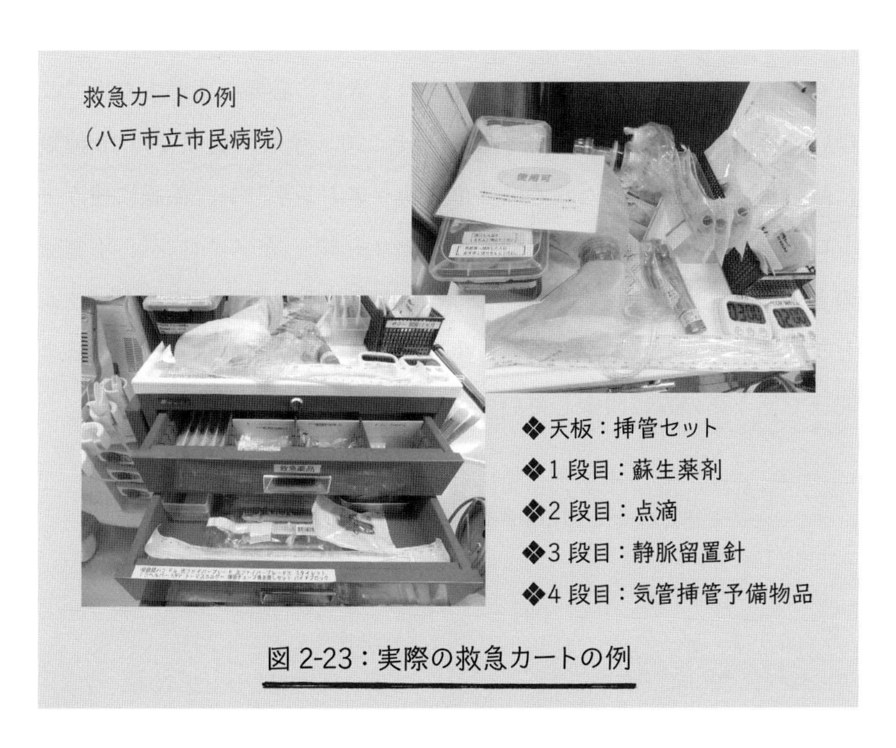

図 2-23：実際の救急カートの例

救急カートは、病棟、手術室、救急室といろいろなところに置いてあると思いますが、設置場所周囲の環境を整備しておきましょう（図

2-24）。周りにたくさん物があると、カートが出せなくなります。病棟とERではカートに鍵をしません。1日1回、看護師が点検します。

救急カート設置場所
❖設置場所周囲の環境を整備する
❖病棟とERでは施錠しない
❖一日一回看護師が点検

図2-24：救急カートの設置場所を整備しよう

救急カートにはたくさんの薬品が入っています（**図2-25**）。あまりあれもこれも入れると、実際の心肺蘇生のときに、必要な薬がすぐ出てこないので時間がかかってしまいます。そこで、筆者の施設では10種類に減らしてしまいました。心肺蘇生に使うアドレナリン、徐脈に使うアトロピン、高カリウム血症に使うカルチコール®、とメイロン®、不整脈のときのマグネシウムとアンカロン®、鎮静剤系の薬としてミダゾラムとジアゼパム、そしてブドウ糖、生理食塩水です。このように心肺蘇生関連で使う薬のみに限定しています。

救急カート内の薬品を24種から10種に減らした

- アドレナリンシリンジ
- アトロピンシリンジ
- カルチコール®
- メイロン®20mL、250mL
- 硫酸マグネシウム
- アンカロン®（鍵付引き出し）
- ミダゾラム
- ジアゼパム
- 50%ブドウ糖シリンジ20mL
- 生理食塩水20mL、100mL、500mL

図2-25：救急カート内の薬品一覧

救急カートの目的は、ACLSでの使用です（**図 2-26**）。薬剤を統一し、収納場所、位置も統一する必要があります。筆者の施設では、全病棟、全手術室、病棟、ER、全部のカートを全く同じものにしています。

❖ACLS（二次救命処置）に使用
❖薬剤物品の統一
❖収納場所、位置の統一

図 2-26：救急カートの目的と取り扱い

コードブルー

ここでちょっと余談ですが、緊急時集合サインのコードブルーはどうして青なのでしょう（**図 2-27**）？ ①米国の緊急カートの色が青だから。②心肺停止に至る患者さんの顔色が青だから。③救急医や外科医の術衣の色が青だから。さあ考えてみてください。

正解は②ぐったりしている患者さんが真っ青になるからです。だからコードブルーと言うのです。

緊急時集合サインのコードブルーはどうして青？
①米国の緊急カートの色が青だから？
②心肺停止に至る患者さんの顔色が青だから？
③救急医や外科医の術衣の色が青だから？

図 2-27：コード“ブルー”の理由

③あるある！　病棟急変その3：腹が痛い

脳梗塞患者の腹痛

夜、お腹が痛いというコールがくると、看護師はつい「明日の朝まで様子をみましょう」と言いがちですよね。「お腹が痛い」への対応は難しいですよね。

次の症例は、70代男性、左半身麻痺、ラウンドをした際腹痛を訴えた例です（**図2-28**）。脳梗塞で内科病棟に入院している患者に、7日目早朝に腹痛が出現し、コールがありました。訪室すると、持続する腹痛で、増悪しています。バイタルサインには異常ありませんが、腹部を触ると硬い緊張があるため、ドクターコールをしました。

症例6：70代男性、左半身麻痺。
ラウンドすると腹痛。

- 脳梗塞で内科病棟に入院していた。
- 7日目早朝に腹痛が出現した。コールあり。
- 訪室すると持続する腹痛で増悪している。
- バイタルサインはOK。
- 腹部を触ると硬い緊張あり。
- ドクターコールした。

図2-28：症例6　増悪する腹痛

外科的急性腹症には「ファイブ・キラー」があります（**図 2-29**）。放っておくと死にいたる可能性のある、腹痛を伴う５つの病気です。①腹部大動脈瘤破裂、②消化管穿孔腹膜炎、③絞扼性腸閉塞、④上腸間膜動脈血栓症、⑤重症急性膵炎・重症急性胆嚢炎です。

①腹部大動脈瘤破裂
②消化管穿孔腹膜炎
③絞扼性腸閉塞
④上腸間膜動脈血栓症
⑤重症急性膵炎・重症急性胆嚢炎

図 2-29：外科的急性腹症の「ファイブ・キラー」

①大動脈瘤破裂は分かりますね。腹部大動脈瘤だとお腹のあたりに瘤があって、それが破裂するもので、非常に痛みます。身体所見は、お腹を触ると臍の少し上に握りこぶしぐらいの腫れ物があり、それが拍動するように感じられます。押すと痛いです。

②消化管穿孔腹膜炎は、例えば胃潰瘍穿孔、十二指腸潰瘍穿孔により腹膜炎となるもので、腹部全体が痛みます。そして前日ぐらいから食べられなくなってきます。

③絞扼性腸閉塞は、腸閉塞ですから嘔気、嘔吐があり、便が出ません。持続する痛さがあります。

④上腸間膜動脈血栓症は、心房細動や不整脈で血栓が大動脈に飛んで、その後、腸間膜動脈に入ってしまうことにより生じます。そして腸が腐ってしまう、これが腸間膜動脈の血栓症です。原因としては心房細動が多いです。

⑤重症急性膵炎は難しいですね。膵臓は背骨と胃の間、どちらかというと腹よりも背中に近いところにあります。そのためお腹も痛いですが、背中も痛いです。急性胆嚢炎もあります。胆嚢は肝臓の右です。ここを触ると痛くて、どんどん熱も出ます（**図 2-30**）。

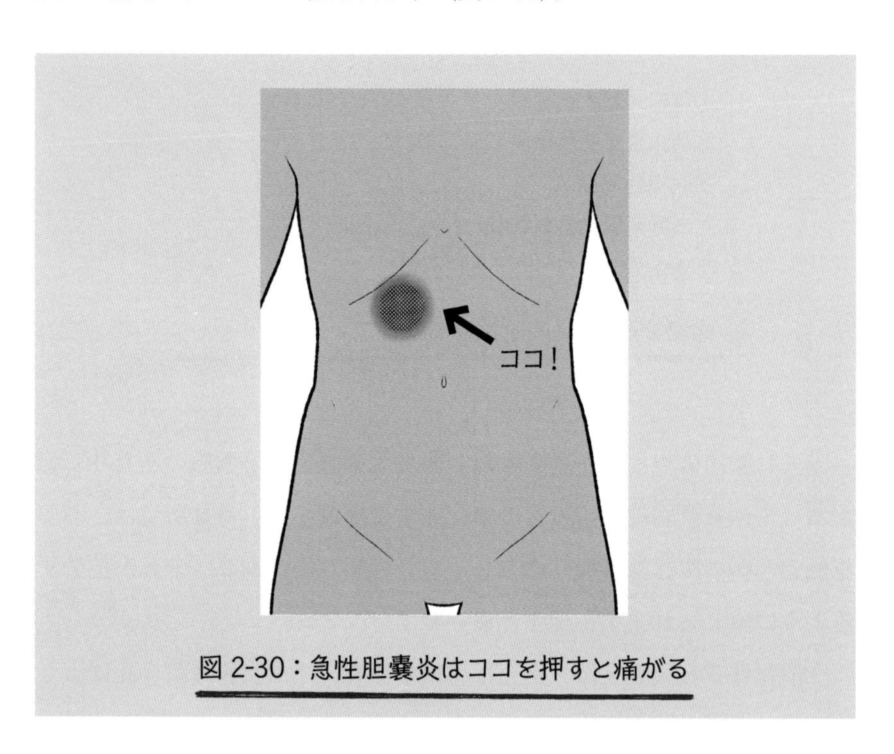

図 2-30：急性胆嚢炎はココを押すと痛がる

ファイブ・キラーの見つけ方

外科的急性腹症のファイブ・キラーの見つけ方は、まず、ショックの徴候があるかどうかです（**図 2-31**）。低血圧、脈拍が速い、呼吸数が速いなどですね。ショックの症候があって、お腹が痛かったら、これは外科的急性腹症のファイブ・キラーです。ショックの症候がなければお腹を診ます。触ってみて、硬く緊張があったら、外科的急性腹症のファイブ・キラーです。緊張がなければ、今度は痛みの持続度合いを聞いてみます。持続していて、しかも増悪していたら、外科的急性腹症のファイブ・キラーです。このようにファイブ・キラーについては、①ショック、②硬さ・緊張、③持続・増悪する腹痛、を観察して見つけていくわけです。

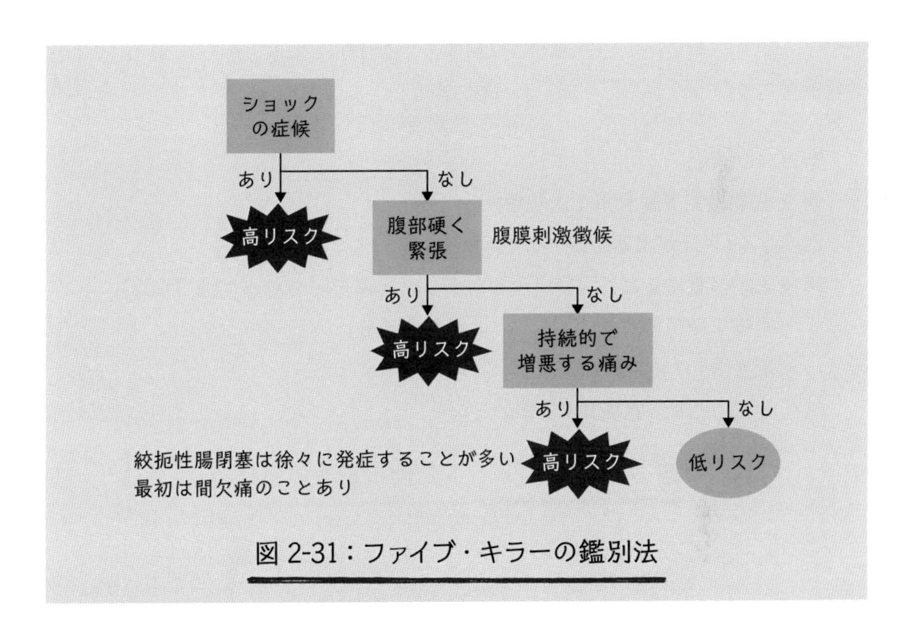

図 2-31：ファイブ・キラーの鑑別法

ただ絞扼性腸閉塞は徐々にゆっくりと発症することが多くて、また痛みが最初は間欠的なことがあるので、③持続的・増悪する、に合わないこともあります。つまり絞扼性腸閉塞を見つけるのは難しくて、**図 2-31** のツリーだけでは見つけられないかもしれません。

その直腸診、必要ですか？

図 2-32 は 7 番目の患者さんです。整形外科病棟、20 代女性、交通事故による下腿骨折で入院中の方です。21 時に冷や汗が出るくらいの腹

痛を訴えました。研修医が診察すると、下腹部に痛みがあり、圧痛を認めました。体温は37.5℃でした。研修医は急性虫垂炎を疑って「直腸診をします」と言っています。女性は「お尻はイヤ」と言っています。さあ、そばにいた看護師のあなたたちは、どうしますか？

症例7：整形外科病棟
夜の腹痛

❖20代女性。
❖交通事故で下腿骨折で入院中。
21時、冷や汗が出るくらいの腹痛を訴えた。
研修医が診察すると下腹部に痛みがあり、圧痛を認めた。体温37.5℃。
・研修医は急性虫垂炎を疑い「直腸診をする」
・患者は「イヤ、イヤ」
あなたは、患者を説得しますか？

図2-32：症例7　下腿骨折患者の腹痛

虫垂炎と分かった患者さんの49%に、直腸診で圧痛があります。しかし、虫垂炎でないと分かった患者さんの48%にも、直腸診で圧痛があります（**図2-33**）。一体どういうことでしょう？ つまり直腸診は診断の役には立たないということです。ですから看護師の役割としては、「先生、こういうときは直腸診はやらないほうがいいと思います。診断の役に立ちませんから」と教えてあげましょう。

❖虫垂炎と分かった患者の 49%に直腸診で圧痛あり。
❖虫垂炎でないと分かった患者の 48% に直腸診で圧痛あり。
直腸診は無理してやるほどのものではない。
診断に役立たない。

図 2-33：虫垂炎腹痛に直腸診？

それよりも、外科的急性腹症のファイブ・キラーの鑑別です（**図 2-34**）。腹部大動脈瘤破裂、消化管穿孔腹膜炎、絞扼性腸閉塞、上腸間膜動脈血栓症、重症急性膵炎・重症急性胆嚢炎。この５つを、ショックの症候、腹部緊張、持続的で増悪する痛みの３つの観点から見つけましょう。

〈ファイブ・キラー〉…5 killer abdominal pains
①腹部大動脈瘤破裂
②消化管穿孔腹膜炎
③絞扼性腸閉塞
④上腸間膜動脈血栓症
⑤重症急性膵炎・重症急性胆嚢炎

ショックの症候
腹部緊張
持続的で増悪する痛み

図 2-34：まずはファイブ・キラーの確認

院内急変対応チームを組織しよう

皆さんにはまだ権限はないかもしれませんが、もし自分の病院に急変対応チームがなかったら、「作ってみたらいいのでは」と上司に一言、二言、言ってみてもいいかもしれません。

では次の症例です（**図 2-35**）。70 代女性、子宮がんの化学療法中に肺炎で内科入院しました。13 時の時点で傾眠があり、会話が途切れる、血圧 120/80 mmHg、脈拍 110 回 / 分、体温 38℃、SpO_2 98%、酸素投与の状態です。受け持ち看護師は、熱のせいで傾眠なのかなと思いました。SpO_2 は 98% あるので安心しました。1 時間後の 14 時には頻呼吸、努力呼吸があり、SpO_2 が 92% に下がりました。看護師は医師に報告し、酸素を増量すると、SpO_2 は 98% になりました。しかし、これでは医師に異常が伝わっていません。16 時には呼名反応なし、血圧 77/40 mmHg、脈拍 120 回 / 分、SpO_2 86% まで悪化しました。医師に急変を伝え、16 時半に気管挿管されて ICU へ入りました。このとき呼吸数は 40 回 / 分。この症例では、看護師はどうすればよかったのでしょうか。

症例 8：70 代女性、子宮がん化学療法中に肺炎で内科入院。
「早く治して退院したい」と言っている。

	患者	看護師	
13:00	傾眠。会話が途切れる。 血圧 120/80mmHg、脈拍 110 回 / 分、体温 38℃、SpO_2 98%（O_2）	熱でぐったりと思った	SpO_2 で安心した
14:00	頻呼吸、努力呼吸、 SpO_2 92%、→ 98%（酸素増量）	おかしい。Dr. に報告「酸素増量していいですか」	Dr. に「変」が伝わらない
16:00	呼名反応なし。 血圧 77/40mmHg、脈拍 120 回 / 分、SpO_2 86%	やばい。Dr. に報告「急変です」	
16:30	気管挿管され ICU、呼吸数 40 回 / 分		

図 2-35：症例 8　子宮がんの化学療法中に肺炎で内科入院した患者

さて、①血圧、②脈拍数、③呼吸数、3つのうち最も軽視されがちなバイタルサインはどれでしょう（**図2-36**）？　③の呼吸数ですよね。

①血圧？
②脈拍数？
③呼吸数？

図2-36：軽視されがちなバイタルサインは？

1994年の論文では、院内急変の6～8時間前に約70～80%でバイタルサインの変化があり、その変化を早期に認識し、迅速に医療介入することで、院内死亡率の低下につながる可能性がある、とされています[3]（**図2-37**）。急変の6～8時間前には、血圧、脈拍、呼吸数のいずれかに異常があります。そこで気付いて修正すればよいといわれています。

❖院内急変の6～8時間前に、
約70～80%で増悪するバイタルサインの変化あり。
❖その変化を早期に認識し迅速に医療介入することで、
院内死亡率の低下につながる可能性。

図2-37：院内急変時の死亡率を下げるには[3]

この異変に気付くために、院内急変対応システム（Rapid Response System：RRS）が効果的です（**図2-38**）。訓練されたチームが要請のあった場所に出動し、必要な検査や処置、治療を行い、患者をICUへ収容します。訓練されたチームですので、その病棟の看護師が少し不慣れでも、慣れている人たちを呼んで相談し、ICUへ移動させてもらうことができます。

〈RRS：Rapid Response System〉

❖訓練されたチームが要請のあった場所へ出動
　必要な検査や処置・治療を行い、患者をICUへ収容。

❖院内での“防ぎえる死”を減らすことが目的。

❖患者の安全を守り、看護師の心配ごとを気軽に相談できる。

図2-38：院内急変対応システム

院内での「防ぎえる死」を減らすことが目的です。患者さんの安全と、看護師の心配ごとの両方に役立ちます。「この患者さんがこの状態のまま夜勤に入ってもいいのか、日勤のうちに何とかしたほうがいいのか」「ドクターコールをしたけど医師が来てくれない。このまま見ていていいのか」といった看護師の心配ごとを気軽に相談できるのが、院内急変対応システムです。

医療の改善キャンペーン

米国ではさまざまな医療の改善キャンペーンが行われてきました（**図2-39**）。例えば“周術期抗菌薬プロトコル”です。手術のときに抗菌薬を前もって投与することを推奨した結果、手術部位感染が93％低下しました[4)]。

介入項目	結果
周術期抗菌薬プロトコル	手術部位感染が 93% 低下
医師がコンピュータで指示入力	ミスが 81% 低下
薬剤師を同行した回診	薬物による有害事象が 66% 低下
CV プロトコル	CV カテーテル感染が 95% 低下
RRS の導入	院内心肺停止率が 15% 低下
インスリンの投与標準化	低血糖発作の発生率が 63% 低下

図 2-39：米国の改善キャンペーンの成果

次に、医師にコンピュータで指示を入力させるようにしました。紙の指示だと字が汚くて間違いが起こります。電子カルテに、コンピュータで入力させると、ミスが81%低下しました。

それに、薬剤師同行の回診を進めました。薬剤師と一緒に回診すると、薬物による有害事象が66%低下しました。

CV プロトコルでは、中心静脈穿刺の際や、その後の処置について院内のルールを作ると、カテーテル感染が95%低下しました。インスリンの投与標準化では、血糖が高いときのインスリンの使い方を定めました。すると低血糖発作の発生率が63%低下しました。そして RRS の導入では、院内の心肺停止率が15%低下しました。

このように米国では、国としてルールを決めて病院に指示し、それを病院がしっかり守ったので、こんなにいい結果が出たのです。日本でもたくさんまねをしていっています。

◯ RRS とコードブルーの違い

RRS とコードブルーは何が違うのでしょう（**図 2-40**）？[5]　コードブルーというのは、心停止、呼吸停止、気道閉塞、意識なし、呼吸なし、脈なし、これらの症状でコードブルーが出るのです。RRS はもう少し簡単なレベル、例えば敗血症、不整脈、呼吸不全、アナフィラキシーなどで、まだ心臓が止まる前、普通にベッドで寝ている状態ですよね。「この段階でコールをしてください」というものです。

	コードブルー	RRS
チーム起動	意識なし、呼吸・脈なし	要請基準に基づく
対象疾患	心停止、呼吸停止、気道閉塞	敗血症、不整脈、呼吸不全 アナフィラキシーなど
チーム構成	救急、ICU、麻酔科、内科 医師・看護師	ICU 医師・看護師 呼吸療法士、内科医
呼び出し回数 （回 /1000 入院患者）	0.5～5	20～40
対応時間（分）	> 30	20～30
院内死亡率（%）	70～90	0～20

図 2-40：RRS とコードブルーの違い[5]

チーム起動の要請基準をあらかじめ作っておき、ICU の医師、看護師、呼吸療法士、内科医で構成します。必ずしも救急の医師というわけではありません。呼び出し回数は、RRS チームは結構多いです。コードブルーはめったにかかりません。対応時間は、コードブルーは心肺停止に対応しますから、一度出ると 30 分以上はかかりますが、RRS は 20～30

分で済みます。そしてコードブルーはそもそも心肺停止で出動するわけですから、死亡率は70〜90%です。RRSは死亡を回避するために出動するので、0〜20%ということです。

○RRSの２つの構成

RRSの構成は２種類あります。①医師主導型（Medical Emergency Team：MET）と、②看護師主体型（Rapid Response Team：RRT）です。今回は②の看護師主体型について説明します（**図2-41**）。

RRSは、２チームの構成のうちのどちらか。
①Medical Emergency Team（MET）：医師主導型

②Rapid Response Team（RRT）：看護師主体型
❖【利点】多職種で運営することでマンパワー不足を補える。
医師以外の職種から要請しやすい。
記録やコストの漏れが少ない。
❖【欠点】処置や治療に遅れが出る可能性。

図2-41：RRSのチーム構成

看護師主体型の１つ目の利点は、多職種で運営することでマンパワー不足を補えることです。医師主導型だと医師が忙しく、運営してくれる人が足りないので、週のうち２日は出動できないということになってしまいます。看護師主体型だと、多職種で組織するので毎日対応できます。２つ目の利点は、医師以外の職種から要請しやすいことです。そもそも看護師主導型なので、看護師にとっても要請しやすいですね。３つ目に、記録やコストの漏れが少ないことです。

欠点は、処置や治療に遅れが出る可能性があることです。本当に重症なときに医師がその場にいないことがあるので、遅れが出る可能性があります。

要請基準

要請基準に決まったものはありません。参考に、**図 2-42** の基準を示します[3)]。気道の観点では、閉塞しかかっている、挿管チューブ・気管切開カニューレの問題があるなどですね。呼吸では、8 回 / 分以下、もしくは 25 回 / 分以上、酸素投与をしても SpO_2 が 90%以下、などです。循環では、心拍数 40 回 / 分以下、もしくは 120 回 / 分以上、収縮期血圧 90mmHg 以下が持続する、などが挙げられます。また、意識レベルの急激な変化や、スタッフによる臨床経験上の懸念などが、基準として挙げられています。

項目	要請基準
気道（A）	気道が閉塞しかかっている 挿管チューブ・気管切開カニューレの問題
呼吸（B）	呼吸回数 8 回 / 分以下、または 25 回 / 分以上 酸素投与しても SpO_2 90% 以下
循環（C）	心拍数 40 回 / 分以下、または 120 回 / 分以上 収縮期血圧 90mmHg 以下が持続
意識（D）	意識レベルの急激な変化
その他	スタッフによる臨床経験上の懸念

図 2-42：要請基準（オースチン病院の例）[3)]

つまり、一番要請する頻度が高いのはスタッフですよね。スタッフが

「この人はRRTにみてもらった方がいいのでは？」と考えれば電話をするわけです。

さきほどの70代女性の例をもう一度見てみましょう（**図2-43**）。もしRRTがいる病院だったなら、看護師が「頻呼吸だ。ドクターコールかな、それともRRTかな」と考えて、13時にRRTへ電話をします。RRT看護師は「少し待っていてください。行きます」と応答します。13時半にRRTの看護師が病棟に到着し、「頻呼吸で努力呼吸でした。血圧100/80mmHg、脈拍110回/分、呼吸数40回/分、SpO_2 92%に低下しています」とバイタルサインを再確認します。病棟看護師が「実は酸素増量をしようと思っていました」と相談すると、RRTの看護師

70代女性、子宮がん化学療法中に肺炎で内科入院。
「早く治して退院したい」と言っている。

	患者	病棟看護師	RRT看護師
13:00	傾眠。会話は途切れ。 血圧120/80、脈拍110回/分、体温38℃、SpO298%、呼吸数40回/分	「頻呼吸だ。Drコールかな、それともRRTに？」	「少し待ってください、行きます」
13:30	RRT看護師到着 頻呼吸、努力呼吸 血圧100/80、脈拍110回/分、呼吸数40回/分、SpO_2 92%	「酸素増量しようと思いました」	「敗血症を考えてすぐにDrコールします」
14:00	主治医到着 血圧100/80mmHg、脈拍110回/分、呼吸数40回/分、SpO_2 92%、抗菌薬開始		
16:30	血圧110/80mmHg、脈拍90回/分、呼吸数18回/分	時間内に帰れる	

図2-43：もし症例8にRRTがいたら

が「これ、敗血症ですよ。すぐにドクターコールをしましょう」と提案します。

14時に主治医が到着しました。血圧100/80mmHg、脈拍110回/分、呼吸数40回/分、SpO_2 92%、抗菌薬開始。16時半に血圧110/80mmHg、脈拍90回/分、呼吸数18回/分に落ち着きます。こうすれば、病棟看護師は時間内に帰れますね。RRTはこういう効果があるんです。

RRS導入には院内死亡率やCPA発生率を低下させる効果があることが分かっています[6)]（**図2-44**）。

院内死亡率に対するRRS導入の効果

❖RRS導入に院内死亡率やCPA発生率を低下させる効果あり。

❖わが国でも、RRSは普及しつつあるが、今後も検討を要する。

（JRC蘇生ガイドライン2020）

図2-44：RRSを導入すると院内死亡率が下がる[6)]

尿路結石がビッグサンダー・マウンテンで治る!?

余談ですが、噂によると、東京ディズニーランドのビッグサンダー・マウンテンに乗ると尿路結石が排出されるらしい。これは本当でしょうか（**図2-45**）？

① Yes！

② No！

図2-45：ビッグサンダー・マウンテンに乗ると尿路結石が排出される？

あるスタディによると、3D プリンターで腎臓モデルを作り、中に石を３つ配置、それを尿で満たして、ディズニーランドに行き、ビッグサンダー・マウンテンに乗る実験を行いました[7)]（**図 2-46**）。結果、結石が腎臓の上部にあると 100％排出されました。先頭車両よりも後部車両に乗るほうが結石の排出が良好だそうです。すごいですね。

ビッグサンダー・マウンテンに乗ると尿路結石が排出される？

❖3D プリンターで腎臓モデルを作り、中に石を 3 つ配置。それを尿で満たしてディズニーランドに行き、ビッグサンダー・マウンテンに乗る実験。

❖結果：結石が腎上部にあると 100％排出。先頭車両よりも後部車両に乗るほうが結石の排出が良好（16.67％ vs. 63.89％）。

図 2-46：実験の結果は……[7)]

④あるある！ 病棟急変その 4：意識がおかしい低血糖

○ 意識が不明瞭なのは鎮静薬のせい？

では次は、低血糖の症例です（**図 2-47**）。整形外科病棟、60 代男性、糖尿病でオイグルコン®2.5mg を 2 錠内服しています。焼酎好き。腹痛で整形外科病棟に入院。入院の夜、不穏状態でセレネース®10mg を静脈注射。リハビリの時間になっても覚醒しません。鎮静薬のせいかな？血糖値 22mg/dL で、低いですね。50％ブドウ糖を 40mL 打ったら覚醒しました。

症例9：整形外科病棟

❖60代男性。
❖糖尿病でオイグルコン®2.5mg 2錠内服。
❖焼酎好き。
❖腰痛で整形外科に入院。
❖入院の夜不穏状態でセレネース®10mg静脈注射。リハビリの時間になっても覚醒しない。鎮静薬のせい？
❖血糖値22mg/dL。50%ブドウ糖40mL静脈注射で覚醒。

図2-47：症例9　リハビリの時間になっても起きてこない

低血糖の基準は、①血糖値50mg/dL以下か、②20mg/dL以下に限るか、どちらでしょうか（**図2-48**）。正解は①50mg/dL以下です。ただし、60mg/dL以上でも低血糖の症状が出ることもあります。

低血糖の基準はどちらか？
①血糖値50mg/dL以下？
②血糖値20mg/dL以下に限る？

※60mg/dL以上でも生じることもある

❖低血糖の危険因子
血糖降下薬使用・アスピリン・セレネース®
腎不全・敗血症・アルコール依存
副腎不全・心不全

図2-48：低血糖の基準

低血糖の危険因子は、糖尿病の薬である血糖降下薬です。ほかに動脈硬化で使用するアスピリン、精神疾患に使うセレネース®、ハロペリドールです。また腎不全、敗血症、アルコール依存、副腎不全、心不全などの病気でも低血糖は起きます。つまり心臓や腎臓が悪くても起こるし、重症の感染症や敗血症でも起こります。糖尿病の薬だけが原因とは限りません。

低血糖の症状には、自律神経症状と中枢神経症状があります（**図2-49**）。自律神経症状は、副交感神経の唾液分泌亢進、交感神経の不安、動悸、振戦、顔面蒼白、瞳孔散大、冷や汗などです。特に冷や汗が特徴的です。中枢神経症状は、頭痛、集中力低下、倦怠感、痙攣、麻痺です。頭が痛いという症状でも出ます。

自律神経症状	
副交感神経症状	唾液分泌亢進
交感神経症状	不安感、動悸、振戦、顔面蒼白、瞳孔散大、冷汗
中枢神経症状	
頭痛、集中力低下、倦怠感、痙攣、麻痺	

低血糖はブドウ糖投与で元に戻る
症状が消えなければ、ほかの病気

図 2-49：低血糖の症状

低血糖はブドウ糖投与で元に戻ります。もしも、ブドウ糖を投与しても、症状が戻らなければ、ほかの病気の可能性があります。

致死的冷や汗

さきほど、冷や汗は低血糖の症状だと言いました。致死的冷や汗と聞けばどんなことを考えますか（**図 2-50**）？　一番頻度が高いのは①低血糖です。その次に②心筋梗塞、③アルコール離脱症候群です。

毎日お酒を飲んでいるような人が病院へ行って「お酒をやめましょう」と言われました。「やめます。金輪際、酒は飲みません」と言った2〜3日目後に、体が震えてきて、冷や汗をかいて、動悸がしてきました。これが③のアルコール離脱症候群です。④のベンゾジアゼピン離脱症候群とは次のような例です。毎日睡眠薬を飲んでいました。もう20年飲んでいます。家族からも医師からも「やめたほうがいい」と言われたのでやめたら、2日後ぐらいから冷や汗をかき動悸がしてくる。こういった例がベンゾジアゼピン離脱症候群です。⑤の有機リン中毒は、農薬を用いた自殺などで起こります。

これらが致死的冷や汗の原因です。

①低血糖？
②心筋梗塞？
③アルコール離脱症候群？
④ベンゾジアゼピン離脱症候群？
⑤有機リン中毒？

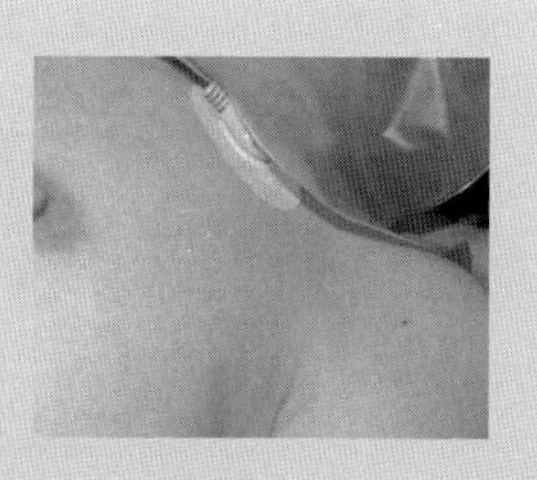

図 2-50：致死的冷や汗があったら……？

低血糖の患者さんに対して、例えばグルコース（ブドウ糖）を注射しました。そして低血糖がよくなり、意識も回復しました。しかしその後、また昏睡状態になることがあります。やはり脳卒中でしょうか（**図 2-51**）？

いったんよくなったのに、また昏睡。
やっぱり脳卒中でしょうか？

❖SU 剤オイグルコン®、アマリール® による低血糖時は、ブドウ糖持続投与が必要。

図 2-51：ブドウ糖では回復するけど、また昏睡に戻ってしまう

SU 剤のオイグルコン®、アマリール®による低血糖時は持続ブドウ糖投与が必要です。この薬は何にでも効くのです。だからブドウ糖を注射して、一瞬意識がよくなっても、ブドウ糖が減るころにはまた昏睡状態に陥ります。

採血するなら血糖値も確認しよう

外科病棟、80 代女性、右の下腿の蜂窩織炎で入院しており、蜂窩織炎から敗血症になって入院 4 日目でした（**図 2-52**）。食欲がなくて、糖尿病はありません。ところが 4 日目の朝、突然右の片麻痺、傾眠が現れます。顔面蒼白、血圧 170/80mmHg、脈拍 60 回 / 分、呼吸数 24 回 / 分、少し速いです。意識は E1V2M4 のため、痛み刺激で目が開きません。体温 37.8℃と高いです。担当医は急性期の脳梗塞を考えました。これは明け方に脳梗塞になったのではないでしょうか。麻痺と意識障害ということで、頭部 CT の指示が出ましたので、その前に採血をします。看護師は採血ついでに血糖値も調べてみました。すると血糖値が低かったため、50％ブドウ糖 40mL を静脈注射したら覚醒して、麻痺も取れました。敗血症による低血糖発作と考えられて、脳梗塞疑いの CT は中止

になりました。

症例 10：外科病棟
80 代女性。右片麻痺、意識障害。

❖右下腿蜂窩織炎による敗血症で入院 4 日目、食欲はなかった。糖尿病なし。
❖朝突然、右片麻痺、傾眠となる。顔面蒼白。
血圧 170/80mmHg、脈拍 60 回 / 分、呼吸数 24 回 / 分、意識レベル E1V2M4、体温 37.8℃
急性期脳梗塞を考えた。
❖頭部 CT だ！
❖採血ついでに血糖検査しよう。→ Low
❖50% ブドウ糖 40mL 静注をした。覚醒、麻痺消失。敗血症による低血糖と考えられた。CT 中止。

感染症で通常は高血糖。重症になり低血糖。

図 2-52：症例 10　片麻痺、傾眠、意識障害

感染症は通常高血糖になりますが、重症になると低血糖になります。血糖値を検査した看護師はとても偉いですね。

インスリンで自殺企図

交通事故の例をみましょう（**図 2-53**）。運転していた 30 代男性、意識障害です。交通事故で救急要請されました。車の破損はなし。ER に入室時、意識レベルは昏睡状態、GCS3 点、JCS300、痛み刺激でピクリとも動きません。血圧 160/80mmHg、脈拍 100 回 / 分、呼吸数 30 回 /

分、速いですね。SpO_2 97%で問題ありません。瞳孔は3mmで対光反射迅速でした。

症例11：交通事故
30代男性、意識障害。

❖交通事故で救急要請。車破損はなし。
❖運転していた男性が意識障害。
❖ER入室時
・GCS 3、JCS 300、血圧160/80mmHg、心拍数100回/分、呼吸数30回/分、SpO_2 97%、瞳孔3+/3+
・血糖値　測定不能低値
・50%ブドウ糖40ml静注で覚醒しない。
・再検すると再びlow。

図2-53：症例11　交通事故で意識障害

血糖値をみたらなんと測定不能（Low）です。50%ブドウ糖を40mL静脈注射しても覚醒しません。「あれっ、低血糖で昏睡しているんじゃないんだ。頭部外傷なんだな」。再検してもやはりLowのままです。ブドウ糖を入れても、全然血糖値が上がっていないので、やはり低血糖がひどいんだな、と考えます。

所持品からインスリンの空きびんが2本出てきました（**図2-54**）。インスリンの過剰投与による自殺企図でした。インスリンを2本注射したため遷延する低血糖です。50%ブドウ糖を合計280mL使いました。さらに緊急性の低血糖に対してグルカゴンを静脈注射しました。これで血糖が上がります。残念ながらこの例では、見当識障害と記名力障害と作話が、後遺症として残ってしまいました。

交通事故
30 代男性、意識障害。

【所持品から】インスリン空びん 2 本
インスリンの過剰投与による自殺企図
・遷延する低血糖
・50%ブドウ糖を計 280mL
・グルカゴン静脈注射
【後遺症】見当識障害・記名力障害・作話
危機的状況時はグルカゴン静脈注射

図 2-54：インスリンによる自殺企図

ブドウ糖は大事なエネルギー源

糖質をエネルギーに変える機能は人間の体に必要なものです。ブドウ糖が必要なのは、エネルギーの原料だからですね。ブドウ糖が細胞の中に流れていって、最後にエネルギー（ATP）ができます。このエネルギーを出すためにブドウ糖を注射したり、食べたりするわけですけれども、このときにビタミン B_1 が必要なのです。ビタミン B_1 があるから、エネルギーができます。もしビタミン B_1 がなかったらブドウ糖がエネルギーにならず、乳酸になります。つまりビタミン B_1 がなくて、ブドウ糖だけが入ってくると、乳酸がどんどんたまる状態になります（**図 2-55**）。

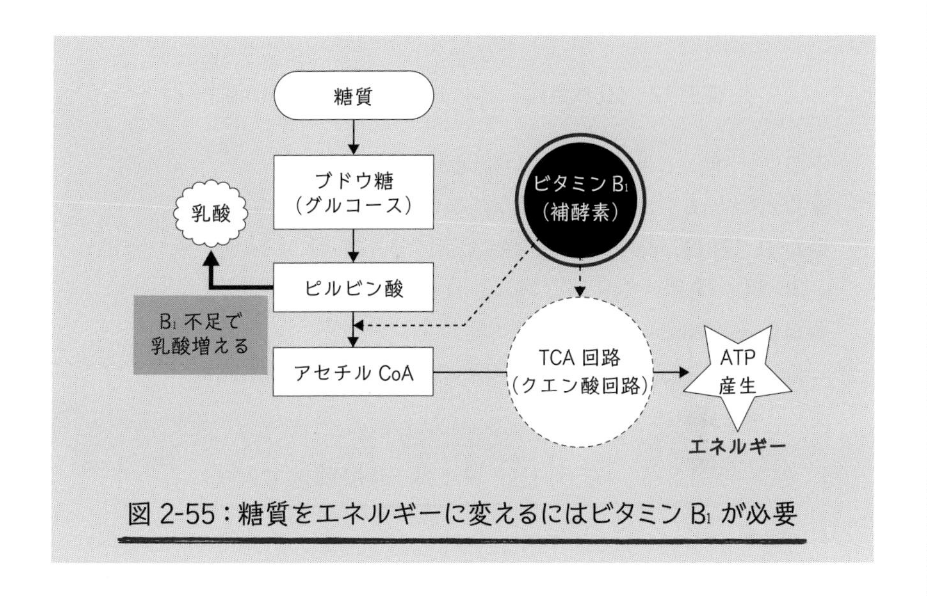

図 2-55：糖質をエネルギーに変えるにはビタミン B_1 が必要

今度の患者さんは、アルコール肝障害で本日入院した60代男性です（**図 2-56**）。受け持ち看護師がラウンドをすると、ろれつが回っていませんでした。この患者さんは毎日ウイスキーをボトル半分飲んでいます。ちょっと飲みすぎですね。血圧 174/97mmHg、脈拍 111 回 / 分、呼吸数 14 回 / 分、血圧が少し高いです。体温は 35.2℃と低いですね。意識レベルは E4V4M6 で、見当識障害があり、日付、人の区別、場所がよく分かりません。

血糖値をみると 40mg/dL と低いです。毎日アルコールを飲む人なので、ビタミン B_1（アリナミン®F）を 100mg 静脈注射して、ブドウ糖も静脈注射したら、ろれつ障害が改善しました。アルコールの低血糖にはブドウ糖だけではなく、ビタミン B_1 も一緒に入れてください。

症例 12：60 代男性、アルコール肝障害で本日入院。

❖ラウンド時、ろれつが回っていない。
❖ウィスキーをボトル半分毎日飲酒している。
❖血圧 174/97mmHg、心拍数 111 回 / 分、呼吸数 14 回 / 分、体温 35.2℃、意識レベル E4V4M6
❖血糖値 40mg/dL

ビタミン B_1 100mg 静脈注射（アリナミン®F）+ブドウ糖静脈注射

ろれつ障害改善

図 2-56：症例 12　アルコール肝障害で入院

⑤あるある！ 病棟急変その 5：熱が出た

バイタルサインの次に確認すべきなのは

「意識がおかしいな」というとき、バイタルサインの次に確認すべきなのは、①血糖値チェック、②心電図 12 誘導のどちらでしょう（**図 2-57**）？　正解は、①の血糖値チェックです。

「意識がおかしいな」というとき、バイタルサインの次に確認すべきは？

①血糖値チェック？
②心電図 12 誘導？

図 2-57：バイタルサインの次にチェックするのは

次の症例は、80 代女性、胃潰瘍でプロトンポンプ阻害薬を内服していました（**図 2-58**）。発熱と呼吸苦で来院し、肺炎で内科に入院した人です。セフトリアキソン抗菌薬投与で 2 日目に解熱しました。しかし、入院 7 日目の 18 時から再び発熱します。呼吸が苦しそうですが、胸部 X 線は異常ありませんでした。低酸素はなく、痰も出ないし、肺炎っぽ

症例 13：内科病棟
肺炎解熱後にまた熱が出た。

❖80 代女性、胃潰瘍でプロトンポンプ阻害薬内服。
❖発熱と呼吸苦で来院し、肺炎で内科に入院した。
❖セフトリアキソン投与で 2 日目に解熱した。
❖入院 7 日目 18 時から再び発熱、呼吸が苦しそう。
❖研修医に電話連絡、至急胸部 X 線の指示が出た。

胸部 X 線異状なし。
低酸素はない、痰は出ない。
研修医は頭を抱えている。

図 2-58：症例 13　肺炎解熱後に再度発熱

くありません。肺炎で入院した人が再び熱を出したけれど、肺炎ではないようにみえ、研修医は頭を抱えています。

研修医が訪室すると、便臭に気付きました（**図2-59**）。おむつから下痢便があふれ漏れていました。日勤の看護記録をみると、下痢が数回ありました。研修医はクロストリジオイデス・ディフィシル腸炎（CD腸炎）を考えて、慌てて手袋をつけました。

❖研修医は訪室して便臭に気付いた。おむつから下痢便があふれて漏れていた。
❖日勤の看護記録をみると、下痢が数回あった。
❖クロストリジオイデス・ディフィシル腸炎を考えた。
❖処置にあたり手袋をつけた。

図2-59：下痢があったら腸炎か？

クロストリジオイデス・ディフィシル腸炎

CD腸炎について説明しておきます（**図2-60**）。「抗菌薬関連下痢症」と言われていて、症状は無症状から腸穿孔、死亡まであります。一般的な症状としては、頻回な下痢、水様性下痢、下腹部痛、発熱があります。また、重症化すると、巨大結腸、腸閉塞、さらに腸に穴が開いて死に至ります。抗菌薬、プロトンポンプ阻害薬が危険因子です。プロトンポンプ阻害薬は胃薬ですよね。オメプラゾールとかネキシウム®、タケキャブ®などです。

❖クロストリジオイデス・ディフィシル腸炎は抗菌薬関連下痢症。
・無症状～一般症状（頻回・水様性下痢、下腹部痛、発熱）～巨大結腸で腸閉塞～腸穿孔～死亡
・抗菌薬、プロトンポンプ阻害薬が危険因子
❖患者個人と院内感染の両方の対策が重要。
❖アルコール消毒無効。流水手洗いで除去。
❖下痢が治るまで、接触感染対策をとる。
❖治療は軽症ならフラジール® 内服、重症ならバンコマイシン内服。

図 2-60：クロストリジオイデス・ディフィシル腸炎

このようなときは患者個人と院内感染の両方の対策が必要です。アルコール消毒は無効なので、流水手洗いで指をきれいにしないといけません。新型コロナウイルス感染症にはアルコールをたくさん使っていますが、クロストリジオイデス・ディフィシルには効きません。下痢が治るまで接触感染対策を取ります。治療は、軽症ならフラジール®、重症ならバンコマイシンの内服です。

入院中の発熱で疑うべきことは？

入院7日目で発熱が起きているので、CD腸炎を考えましたが、そもそも入院中の発熱ではどういうことを考えるべきでしょうか（**図2-61**）。心筋梗塞、脳梗塞、脳出血、肺塞栓、DVTは緊急性ありです。特に肺塞栓と深部静脈血栓症は、前述のようになかなか見つけられないのです。心筋梗塞だと胸が痛くて12誘導心電図でSTが上がったり、脳梗塞だと麻痺が出たり、CTやMRIで分かるんですが、肺塞栓は身体所見と症状だけでなかなか診断が難しく、見逃しがちです。

緊急性あり	細菌感染	非細菌感染
心筋梗塞	誤嚥性肺炎	薬剤熱
脳梗塞、脳出血	尿路感染	偽痛風
肺塞栓	胆嚢炎	
DVT	ライン感染	
	褥瘡	
見逃しがち	偽膜性腸炎 CD 腸炎	
	深部膿瘍	

図 2-61：入院中の発熱、緊急性があるか？ 感染症ではないか？

病棟で起こる細菌感染でも、熱が上がります。誤嚥性肺炎、尿路感染、胆嚢炎などが多いです。ほかにライン感染、褥瘡、偽膜性腸炎、CD 腸炎、あとはどこかに膿瘍ができている可能性があります。最後に非細菌感染といって薬剤熱、偽痛風などがあります。

大切なのは、**図 2-61** の左側の「緊急性あり」から確認して、その次に細菌感染、そして偽痛風、薬剤熱と順番に考えることです。色のついた部分は見逃されやすいものです。病棟発熱では、まず緊急性の心筋梗塞、肺塞栓を 1 番に考えます。そして 2 番に感染症を考えます（**図 2-62**）。

病棟発熱では、まずこの順に考えよう！
①緊急性の心筋梗塞、肺塞栓
②感染症

図 2-62：病棟での発熱で考えること

「手袋を……」、なんという？

ここで少し余談です。皆さんは新型コロナ対策で手袋をバンバン使っていると思いますが、北海道、青森県では、手袋を着用することを、どうすると言うか知っていますか（**図 2-63**）？　①はめる、②つける、③はく。北海道、青森県以外の皆さんは「つける」が多いですかね。

①はめる？
②つける？
③はく？

図 2-63：北海道、青森県では、「手袋を……」

北海道、青森の人は、手袋を「はく」と言うんです。靴下と同じです。つまり日常的なこととして、毎日手袋をはきます。外に出るときは手袋。北国以外の人は病院の人以外はめったに手袋をつけないと思いますが、北国の人は冬になると毎日のようにつけるので、「はく」なのですね。

2 時間目　病棟で急変もへっちゃらよ！

⑥あるある！ 病棟急変その 6：痙攣しています

入院中の痙攣

脳外科病棟、60 代男性、自宅で転倒し、頭部打撲しました（**図 2-64**）。入院 3 日目、明日退院予定の夜です。事件が起こるのは、たいてい退院前日の夜なんですよね。

症例 14：脳外科病棟
60 代男性、自宅で転倒し頭部打撲。

入院 3 日目、退院前日の夜
❖夜勤看護師がラウンド中に、大きな物音を聞いた
❖看護師は音が聞こえた隣室へ駆け込んだ
・床に患者が倒れていた
・四肢は伸展し痙攣していた
❖ナースコールを押して応援を呼んだ

図 2-64：症例 14　退院前夜に倒れ、痙攣

夜勤看護師はラウンド中に大きな物音を聞きました。音が聞こえた隣の部屋に駆け込むと、床に患者が倒れていました。四肢は伸展し、痙攣していたので、ナースコールを押して応援を呼びました。

バイタルサインをチェックします（**図 2-65**）。脈拍があるので少し安心ですね。痙攣があると、VF で心肺停止の可能性があるからです。血圧は痙攣のせいで測定できず。呼吸は止まっているように見えました。酸素マスクを開始してから、当直医師に電話をします。当直医師からは「ジアゼパム 5mg を静注してから、血糖値をチェックして」と指示が出ました。

症例 14：脳外科病棟
60 代男性、自宅で転倒し頭部打撲。

❖バイタルサインを確認。
・脈拍あり、血圧は痙攣のせいで測定できず
・呼吸は止まっているようにみえた
❖酸素マスクを開始してから当直医師に電話。
❖「ジアゼパム 5mg を静注してから、血糖値をチェックして」の指示が出た。

図 2-65：ジアゼパムを静注して血糖値を確認

痙攣重積

痙攣重積という言葉があります（**図 2-66**）。「痙攣がずっと続いていると、脳に障害が起きるから、早く治療して痙攣を止めなさい」ということです。痙攣の時間が 5 分以上続くと痙攣重積を考えます。以前は「30 分以上」とされていたのですが、最近は 5 分で痙攣重積として対処するようグッと短縮されました。5 分以上、または反復しその間の意識回復がない場合、痙攣重積です。

痙攣重積とは…
❖痙攣の時間が 5 分以上かどうか
❖反復し、その間の意識の回復がない

図 2-66：痙攣重積

◯ 痙攣時の対応

まず人を呼び、ABCDを確認して、酸素を投与して、モニターをつけます。開眼、眼球偏位、痙攣は片側なのか両側なのかを確認します。手と足が突っ張る強直性なのか、それとも手が曲がった形になる間代性なのかを見ます（**図2-67**）。

❖ABCDの確認+酸素+モニター
❖開眼、眼球偏位、痙攣は片側性か両側性か、強直性か間代性か、頭部外傷
❖抗てんかん薬内服歴
❖低血糖の時はブドウ糖投与
❖ジアゼパムは……
　・半量の5mgを静脈注射
　・希釈はだめ
　・1－3分で効果発現

図2-67：人を呼んだあとの対応

また痙攣のときはだいたい転びますので、頭部外傷をみます。そしてカルテをチェックして、抗てんかん薬の内服があるかどうかをみます。てんかんの薬を飲んでいる人は、痙攣が起きる可能性が高いですが、てんかんのない人が入院中に痙攣を起こすのは異常事態です。

低血糖で痙攣を起こすことがあります。その場合はブドウ糖を投与します。ジアゼパムは痙攣に対する特効薬です。1アンプルが10mg・2mLですから、まずはその半量の5mgを静脈注射します。1アンプルを入れてしまうと呼吸が止まって、その後、気管挿管をしなければならなくなることもあります。希釈してはいけません。ジアゼパム（ホリゾ

ン®、セルシン®）は生理食塩水などで希釈をすると真っ白く濁ってしまうので、そのまま原液で使います。1〜3分で効果が発現します。

てんかん重積治療ガイドラインを見てみよう

図2-68はてんかん重積治療ガイドライン[8]より作成したものです。30分以内で第1段階とされています。ABCDをチェックして、痙攣の持続時間を判定して、酸素投与、心電図、モニターをチェックします。血糖値が低いこともありますので、チェックします。もし、血糖値が低かったら、ビタミン$B_1$100mgと50%ブドウ糖50mLを投与します。

5〜30分 血液検査	静脈路確保 血糖値60 mg/dL未満 ：Vit$B_1$100mg + 50%糖液50mL ジアゼパム5〜10mg静注。ロラゼパム4mg静注 小児ミダゾラム　0.15〜0.3mg/kg静注 ジアゼパム20mg注腸／ミダゾラム点鼻0.3mg/kg
30〜60分 CT	酸素投与。気道確保、モニター ①ホストイン®静注／ ノーベルバール®静注（フェノバルビタール）／ ミダゾラム静注 ②イーケプラ®（レベチラセタム）静注
60分以上 髄液検査	全身麻酔薬持続 ミダゾラム、プロポフォール、 ラボナール®（チオペンタール）、 イソゾール®（チアミラール）

文献8より作成

図2-68：てんかんの重積対応

次にミダゾラム10mgの筋注、もしくはジアゼパム5〜10mgを使います。最大10mgです。60分まででではノーベルバール®、30分まででではジアゼパム20mgの注腸、ミダゾラムの点鼻が使われます。特に子どもにはミダゾラムが使われ、大人にはジアゼパムがよく使われます。60分まででは、第二選択のホストイン®、イーケプラ®（レベチラセタム）という新しい痙攣の薬を使うこともできます。

そして60分以上になると、もうただ事ではありません。全身麻酔を導入します。完全に鎮静して、気管挿管です。ラボナール®、ミダゾラム、イソゾール®、プロポフォールなどをしっかり使って、完全に寝かせて気管挿管で全身麻酔とし、ルンバールで髄膜炎のチェックをします。このように痙攣の時間が30分、60分で区切られていて、使う薬剤が変わります。

痙攣発作が5分以上持続、または痙攣反復・意識の回復がありません。これは痙攣重積です。まずは脈拍確認です。その次にすることはなんでしょう（**図2-69**）。Ⓐ血糖値チェック、Ⓑ12誘導心電図、どちらでしょう？

痙攣発作5分以上持続
痙攣反復＋意識の回復がない
→痙攣重積です

①脈拍確認！
②次にすることは？
　Ⓐ血糖値チェック？
　Ⓑ 12誘導心電図？
③ジアゼパム最大10mgの半量静脈注射／ミダゾラム点鼻

図2-69：脈拍確認の次にすることは？

正解はⒶの血糖値チェックです。ジアゼパムは最大10mgですから、まずは半量の5mgを静脈注射します。もしくはミダゾラムの点鼻を行います。

2時間目　病棟で急変もへっちゃらよ！

⑦あるある！ 病棟急変その7：不穏です

まずはせん妄を疑う

90代男性、心不全で内科病棟に入院中です（**図2-70**）。入院2日目は利尿薬がまだ入っていて、酸素がカニューラで使われています。尿道カテーテルも入っています。輸液ポンプとモニターもついています。18時、患者さんは落ち着きなく、「自宅に帰る」と言いはります。受け持ち看護師は主治医に電話をしました。主治医は不穏時の指示として「セ

症例15：内科病棟
90代男性、心不全入院中。

入院2日目　利尿薬使用、O_2カニューラ、尿道カテーテル、輸液ポンプ、モニター

❖18時　患者は落ち着きなく、「自宅に帰る」と言いはる
　→主治医に電話

❖不穏時の指示「セレネース® 1A静注しておいて」

❖20時　同室患者からナースコールあり
　ベッド横に立ち上がり、点滴抜けて血だらけ

図2-70：症例15　心不全で入院中の不穏

レネース®を１筒、静脈注射しておいて」と言います。20時、同室患者からナースコールがあり、みにいくと、90代の男性はベッド横に立ち上がり、点滴が抜けて血だらけでした。

まずはせん妄を疑います（**図2-71**）。「90代男性が入院２日目に様子がおかしい」のは、よくあるせん妄です。せん妄とは何かというと、意識混濁を背景に一過性に異変が起きるんです。ですから、せん妄の原因を取り除いて適切に対応すると元に戻るんです。意識障害のある病気だったら、後遺症が残るかもしれませんが、せん妄の場合はちゃんと戻ります。

「この患者はせん妄かもしれない」と疑うことは容易

❖せん妄とは

・意識混濁を背景に一過性に生じる

・普通に会話していた高齢者が、急におかしくなった

・言動がおかしい。会話がかみ合わない

❖症状タイプ

①暴れて不穏 2%

②静かで無関心 44%　→見逃される

③混合型（一日の中で騒ぐ、無関心が混じる）55%

図 2-71：せん妄の特徴と３つのタイプ

普通に会話をしていた高齢者が急におかしくなりました。言動がおかしかったり、会話がかみ合わなかったりして、せん妄に気付きます。せん妄には３つのタイプがあります。①暴れて不穏なタイプが2%、これは有名ですね。②静かで無関心なタイプが44%あり、これは見逃されやすいです。③混合型、１日の中で騒ぐときと無関心なときがあり、た

いてい夜になると騒ぎ、昼間はおとなしいです。夜だけせん妄なのではなくて、昼間はおとなしいせん妄で、夜は暴れるせん妄、これが混合型です。

せん妄を治すには、まず原因を除きます（**図 2-72**）。感染症、電解質異常、外傷、薬剤が原因になりえます。電解質異常だったらすぐ改善しますね。感染症なら抗菌薬を使って治します。

❖原因
感染症、電解質異常、外傷、薬剤
❖誘発因子
疼痛、尿道カテーテル、便秘、脱水、点滴ルート、モニター
❖誘発薬剤
麻薬、ベンゾジアゼピン系睡眠薬など

図 2-72：せん妄の原因・誘発因子・誘発薬剤を取り除く

次に誘発因子を確認します。、疼痛、尿路カテーテル、便秘、脱水、点滴ルート、モニターが誘発因子なので、これらがついていたら、なるべく取り除きます。麻薬やベンゾジアゼピン系睡眠薬はせん妄の誘発薬剤ですので、使いません。このようにして、せん妄の治療や対策を行います。

せん妄の薬物療法

日本では、せん妄の薬物療法にはセレネース®がよく使われます（**図 2-73**）。セレネース®（ハロペリドール）1アンプルが5mgです。米国ではせん妄にセレネース®静注は使いません。副作用の心室細動、心室

頻拍、QT 延長が起こるからです。せん妄を起こすのは高齢者が多いです。高齢者に強い薬を静注すると、VF（心室細動）になるかもしれません。

❖セレネース®（ハロペリドール）が頻用される（1A：5mg）
❖米国ではせん妄への静注は、危険性から認可なし
副作用→心室細動、心室頻拍、QT 延長等

❖初期投与量は 2.5〜5mg、高齢者は半量から

図 2-73：せん妄の薬物療法：セレネース®

また、セレネース®を使うときは半量からです。1アンプルが5mgなので、2.5mgから使います。特に高齢者は半量から使ってください。

ここまでみたせん妄の特徴は、暴れて不穏なタイプより静かで無関心なタイプが多いです（**図 2-74**）。対応は、原因・誘発因子・誘発薬剤を取り除く。セレネース®静注は副作用に注意してください、ということです。

❖暴れて不穏より静かで無関心が多い
・原因、誘発因子、誘発薬剤を取り除く
・セレネース®静注は副作用に注意

図 2-74：見逃されやすいせん妄

まとめ

2時間目の全体をまとめます（**図2-75**）。呼吸を確認し、努力呼吸、肩呼吸、SpO_2低下はショックかもしれません。CPAについては、HRがあっても、患者の脈拍を触れてください。PEAかもしれません。ショック症候、腹部緊張、持続痛、増悪で致死性腹痛を考えます。

- ❖呼吸：努力呼吸、肩呼吸、SpO_2低下はショックかもしれない
- ❖CPA？：HRがあっても、患者の脈を触れる。PEAかもしれない
- ❖やばい腹痛：ショック症候、腹部緊張、持続増悪を考える
- ❖院内急変：呼吸数は軽視されがちナンバー1
- ❖意識がおかしい？：バイタルチェックの次に低血糖チェック
- ❖発熱：緊急性の心筋梗塞、肺塞栓の次に感染症を考える
- ❖痙攣重積：痙攣5分以上／痙攣反復し意識回復なしのとき
- ❖せん妄：原因、誘発因子、誘発薬剤を取り除く

図2-75：2時間目のまとめ

院内急変のとき、呼吸数は軽視されがちナンバー1です。意識がおかしいときはバイタルチェックの次に血糖値をチェックしてください。

発熱している場合は、緊急性の心筋梗塞、肺塞栓を見て、次に感染症を考えてください。痙攣が5分以上継続、もしくは反復し意識回復がないときは重積と考えます。また、せん妄は、原因・誘発因子・誘発薬剤を取り除いてください。

引用・参考文献

1）　徳田安春．迅速・的確なトリアージができる！ナースのための臨床推論．東京，メヂカルフレンド社，2016，240.

2） 肺血栓塞栓症 深部静脈血栓症（静脈血栓塞栓症）予防ガイドライン作成委員会．肺血栓塞栓症／深部静脈血栓症（静脈血栓塞栓症）予防ガイドライン．東京，メディカルフロントインターナショナルリミテッド，2004，116.
3） Jones, DA. et al. Rapid-response teams. N Engl J Med. 365（2），2011, 139-46.
4） Leape, LL. et al. Five Years After To Err Is Human：What Have We Learned? JAMA. 293（19），2005, 2384-90.
5） Jones, DA. et al. Rapid-response teams. N Engl J Med. 365（2），2011, 139-46.
6） 日本蘇生協議会．JRC 蘇生ガイドライン 2020. 446-8. https://www.jrc-cpr.org/wp-content/uploads/2022/07/JRC_0383-0478_EIT.pdf （2023 年 6 月閲覧）
7） Mitchell, MA. et al. Validation of a Functional Pyelocalyceal Renal Model for the Evaluation of Renal Calculi Passage While Riding a Roller Coaster. J Am Osteopath Assoc. 116（10），2016, 647-52.
8） 「てんかん診療ガイドライン」作成委員会．てんかん診療ガイドライン 2018 追補版 2022.
https://www.neurology-jp.org/guidelinem/epgl/tenkan_2018_tuiho_ver2022_cq8-2.pdf （2023 年 6 月閲覧）

3時間目

救急処置の勘どころ!

福井大学医学部附属病院
総合診療部 教授
林 寛之

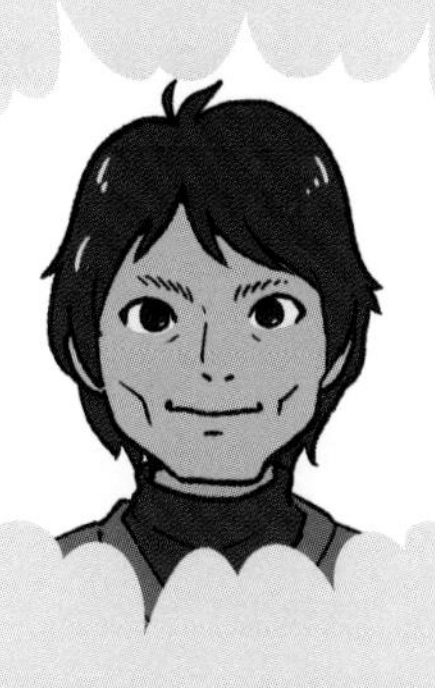

①心筋梗塞（徐脈＋ショックの勘どころ）

3時間目は「救急医療の勘どころ」について、いくつかお話ししたいと思います。まず、血圧と脈が低いときは、次の2つだけを覚えておけば大丈夫です。①下壁の心筋梗塞と、②高カリウム血症です。この2つがあると、急速に死に至ります。それさえ見逃さなかったら、すぐには死なないですね。救急ではシンプルに考えるのが一番！

SHOCKと徐脈の鑑別

図3-1はSHOCKと徐脈の鑑別診断です。頭文字をとってSHOCKと覚えてください。まずはこれで順に鑑別していきましょう。

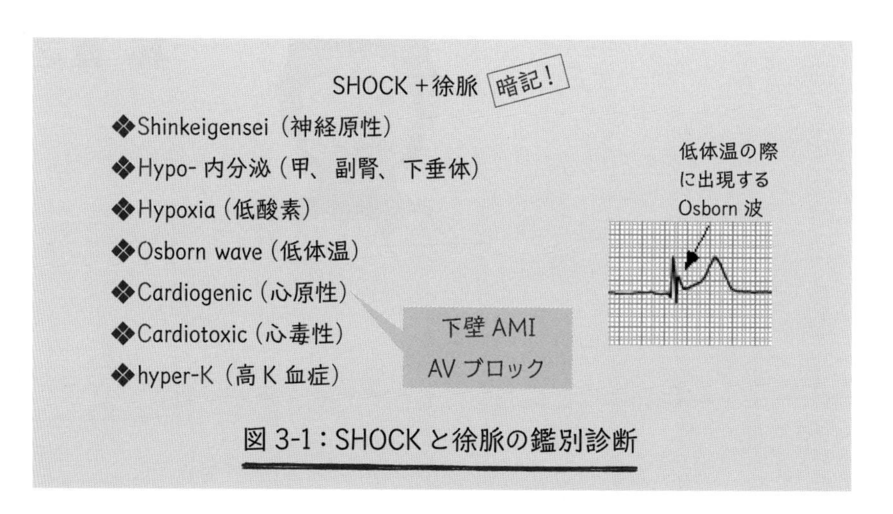

図3-1：SHOCKと徐脈の鑑別診断

最初は神経原性ショックで、脊損や血管迷走神経反射です。ワクチン接種のときなどにフッと倒れる人がいますが、血圧が下がって、徐脈になっているためです。「注射は嫌だ」と緊張して交感神経が頑張ると、ドキドキドキして冷や汗が出るのです。こうして交感神経が頑張りすぎると、その抑制のために副交感神経も頑張ってくれるのです。これを「自律神経ストーム」と言います。副交感神経が頑張ると徐脈になるんですね。

すると今まで絞まっていた血管が急に広がって、血の気が引いていきます。血の気が引くということは、重力の影響を受けているということですので、寝かせてあげれば絶対に失神は起きません。「アナフィラキシーショックだ」と大騒ぎをする必要はないんです。注射を打った瞬間は冷や汗がたくさん出ていて、脈を測ると徐脈になっている。こういう場合は足を上げて重力を利用して頭に血が行くようにします。これで意識が戻れば、血管迷走神経反射（VVR）ということです。血圧が下がると、みんなすぐアナフィラキシーだと思ってしまいますが、緊張していたり極度に怖がったりしていると思われるときには、寝かせて足を上げればすぐ戻ります。

アナフィラキシーショック VS 神経原性ショックの鑑別

もし戻らなかったらアナフィラキシーですので、アドレナリンを筋注します。基本、アナフィラキシーは頻脈で、通常徐脈にはなりません。この辺りがワクチン接種会場で役に立つ知識です。

アナフィラキシーの10～20%は皮膚症状が出ませんので、蕁麻疹が出るのを待っていたらダメですよ。本当に重症の場合、皮膚症状は遅れて出ます。

致死的アナフィラキシーは、静注で5分以内、筋注は15分以内に血圧が落ちます。この2つは命に関わります。飲み薬は30分かかります。5分、15分、30分と覚えるといいです。抗菌薬や造影剤を入れて5分以内にショックになったら、蕁麻疹の有無は関係なく、アナフィラキシーと判断します。時間がたってから発症するアナフィラキシーは、致死的になることはまれです。

昔、精神科でよく処方されるメジャートランキライザーという薬を使っている人には、「アナフィラキシーになってもアドレナリンを使ってはいけない」と言われていました。メジャートランキライザーはαブロッカーなので、「アドレナリンを打つと、β刺激が強く出て、血管が広がって、血圧が下がるからダメだ」と言われていたのですが、あれは嘘です。精神科の薬を飲んでいても、絶対アナフィラキシーにはアドレナリンです。血圧が落ちるかどうかは関係ないんです。

アナフィラキシーというのは、肥満細胞からヒスタミンが出る状態ですよね。アドレナリンは肥満細胞からヒスタミンが出るのを抑える唯一の薬なので、その後に血管が広がるかはどうでもいいのです。根本のヒスタミンを断たないと意味がないんですよ。厚生労働省がようやく2018年に、精神科の薬を飲んでいる人でも、緊急の場合はアドレナリンを打ちなさいと書きました[1)]。考えるまでもなく、アナフィラキシーの治療薬はアドレナリンです。

そして、しっかりと輸液をすることです。輸液が足りなくて、血圧が上がる人が多いです。SHOCKと徐脈は、下壁の心筋梗塞と高カリウム血症の2つだけは忘れないでください。AVブロックは心電図をとればすぐ分かります。

その他の徐脈＋ショックの鑑別とは

次のHypoというのは内分泌の低下、つまり甲状腺機能低下症、副腎不全、下垂体卒中のことです。これはそんなに急には起きません。もしいつも血圧が低い患者さんがいたら、甲状腺の辺りが悪いのではないかと疑ってみましょう。

低酸素で徐脈になるのは、命に関わるときですね。Osborn wave とは、低体温時に心電図で QRS が下がるときにノッチというくびれができる、この波のことをいいます。このくびれが低体温の特徴なのですが、診断は難しくありません。体に触った瞬間冷たいと思えば、それは低体温で、血圧が下がって、徐脈の状態だとすぐ分かります。

この中でこわいのはやはり下壁の心筋梗塞で、徐脈になります。

また高齢者が Ca 拮抗薬や β ブロッカー、ARB などの降圧薬を飲みすぎてしまうと、徐脈ショックになります。アムロジピン 3 日分をいっぺんに飲んでしまった、という場合もよくありますね。

下壁の心筋梗塞の心電図

図 3-2 の心電図では、下壁の心筋梗塞で、II、III、$_aV_F$ の ST が上がっていることが分かります。ここに書いてある $_aV_L$ の ST 低下というのはミラーイメージです。このミラーイメージがあったら、反対側から見てください。下壁梗塞で心臓の壁の下側に障害心電図が大きく出ているのです。

心臓より下の誘導から見ると、電気が向かってくるので ST が上がるのです。下壁から一番遠いのが左肩から見ている $_aV_L$ で、電気が逃げるので ST が下がります。反対側から見て、反対の ST 低下が見られたら、100％心筋梗塞と言ってよいです。

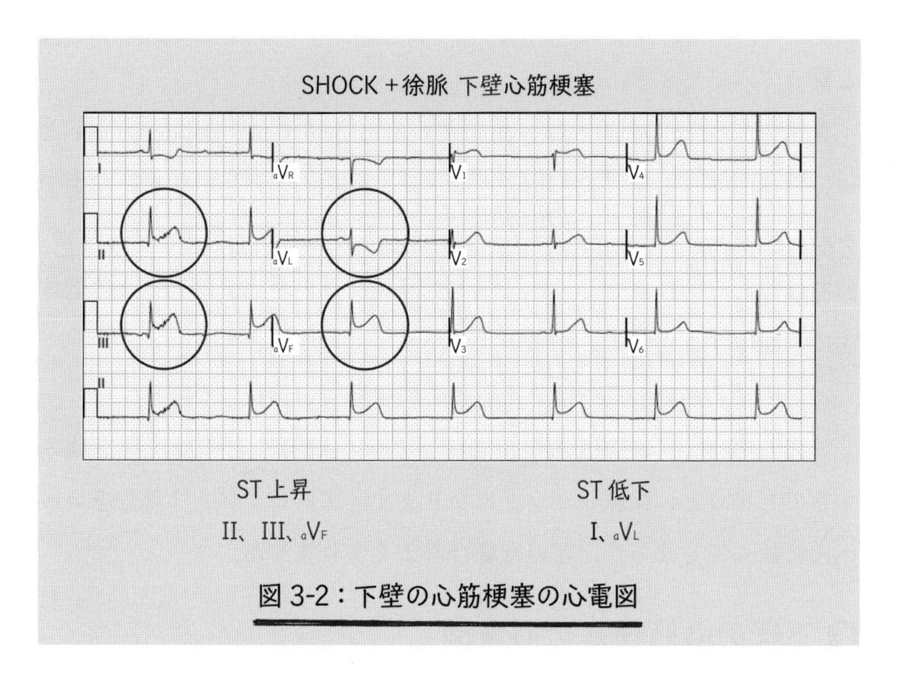

図 3-2：下壁の心筋梗塞の心電図

図 3-3 のように、下壁梗塞では、下から見ている誘導（II, III, aVF）では障害心電図が向かってくるため、ST が上昇します。

反対側の誘導（aVL）から見ると、電気は逃げていくので ST 低下となります。この ST 低下をミラーイメージといい、ミラーイメージがあったら 100% 心筋梗塞と診断してよいです。

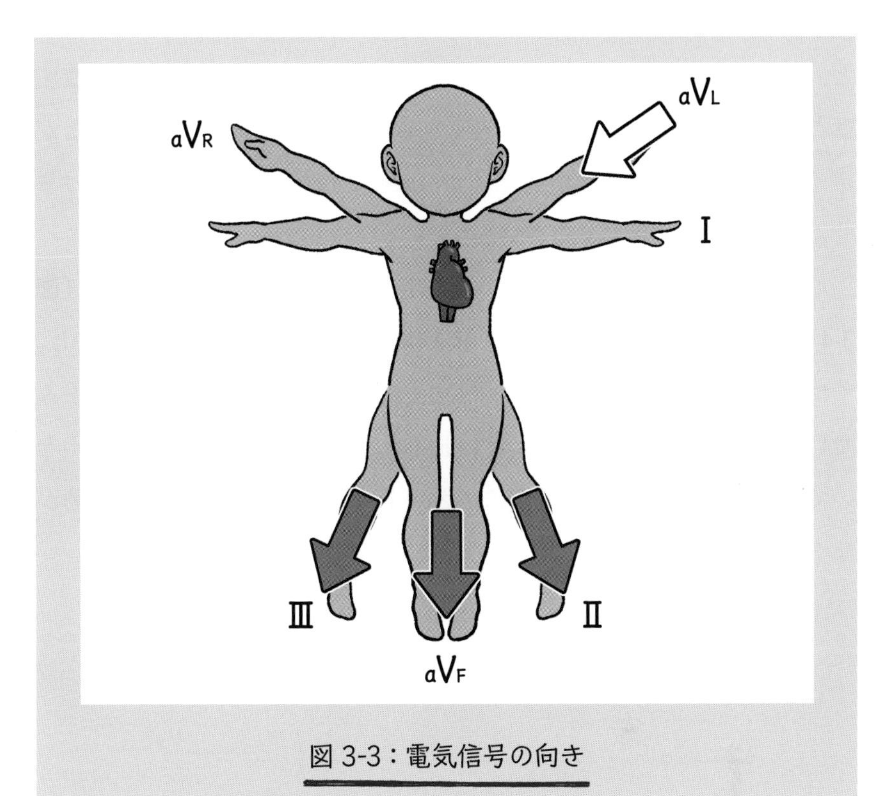

図 3-3：電気信号の向き

②高カリウム血症（徐脈＋ショックの勘どころ）

高カリウム血症の心電図（徐脈＋ショックで絶対見逃したくない）

次は、60代の男性で糖尿病がある患者さんの症例です。なかなか応答がはっきりしません。主訴は「つらい」。どこか痛くないかと尋ねても、つらいと答えるだけ。これは困ったなと思いバイタルサインをとると、血圧は70/40mmHg、脈は40回／分しかありません。あれ、血圧はこんなに低いのに、なぜ脈は速くならないのだろうか…ということがポイントです。心筋梗塞か高カリウム血症でしたね。見逃してはいけません。絶対に見つけてください。

心電図をとると、II、III、$_a$V$_F$はSTは全然上がっていません（**図3-4**）。下壁梗塞ではないですね。$_a$V$_L$もST低下していません。しかし、やはり非常に遅い徐脈なのです。QRS波のT波が左右対称でテントみたいに尖っています。これはテントTというものです。P波は見えないですよね。QRS波の反対側に小さいPが出ていますが、Pの活動がなくなっています。

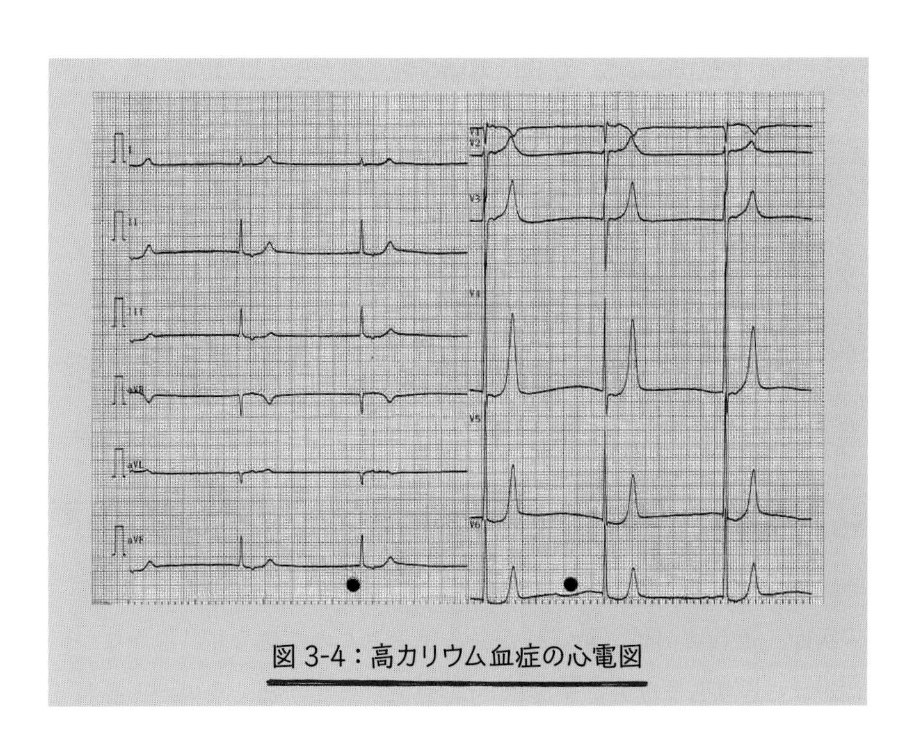

図3-4：高カリウム血症の心電図

こういうときは、①迷ったときのメイロン®、②迷ったら心臓カテーテル、③焦りを抑えてカルシウム、④景気づけの除細動、さてどれでしょう（**図3-5**）。心電図から、高カリウムなのは間違いないですね。そんなときは迷わず③カルシウムを打ってください。カルシウム（グルコン酸カルシウム）は高カリウムを治しませんが、心電図を治す薬です。カリウム濃度は変わらないが、致死的不整脈にはなりにくくなるという優れモノなんです。

65歳、男性　「つ、つらい…」　血圧70/40mmHg
心電図は高カリウム血症を示唆。どう対応する？
①迷ったときのメイロン®？
②迷ったら心臓カテーテル？
③焦りを抑えてカルシウム？
④景気づけの除細動？

図3-5：高カリウム血症の対応はどれ…？

高カリウム血症の心電図サインウェーブ

高カリウム血症でなぜ死に至るかというと、心電図で不整脈が起こってVFや心静止になるからです。カリウムがどんなに高くても、心電図が正常だったらすぐには死にません。高カリウムは、心電図がおかしいときに死ぬ病気です。だから心電図と血液ガスをとるのが一番大事です。血液ガス検査でカリウムの値を確認してください。心電図はそんなに鋭敏ではないですが、心電図さえ悪くなければ、すぐには死にません。

以前、やってきた患者さんが高カリウムだったのですが、「心電図がよければ死なないよ」とタカをくくっていたら、その５分後に心電図が非常に悪くなって大慌てしたことがあります。油断すると危ないのが高カリウム血症です。

教科書には「テントＴをみましょう」と書いてあります[2]（**図 3-6**）。高カリウムでは、テントＴになって、Ｐ波がなくなってしまいます。もっとカリウムが上がるとQRSの幅が広くなって、サインウェーブとなりますよ、と書いていますが、この順番は無視してください。いろんなパターンがあります。テントＴはみんな好きでよく覚えるのですが、患者さんが死ぬかどうかは、テントＴよりも、むしろ、①高度徐脈、②Ｐ波消失、③幅広いQRSの３つが大きく予後に関係してきます。

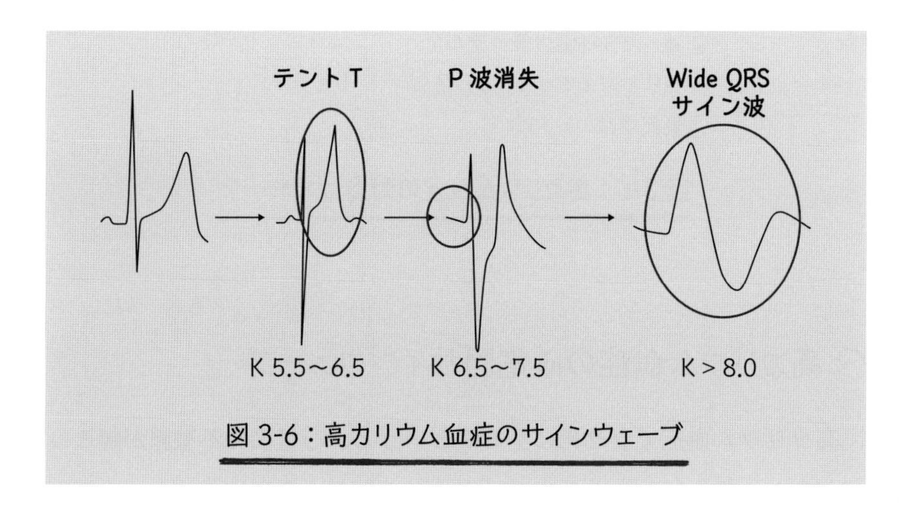

図 3-6：高カリウム血症のサインウェーブ

高カリウム血症を引き起こす原因

透析患者さんが「つらい」と言ったら、心電図と血液ガスを調べてください（**図 3-7**）。また、糖尿病でHbA1cが10%を超えるくらいコントロールの悪い患者さんがいるとします。糖尿病では腎臓が悪くなりますね。そういう人が整形外科でNSAIDsを服用すると、一気に腎臓が悪くなってカリウムも上がります。透析と重症糖尿病、この2つを覚えておけば、大概の高カリウムの背景リスクはチェックできます。

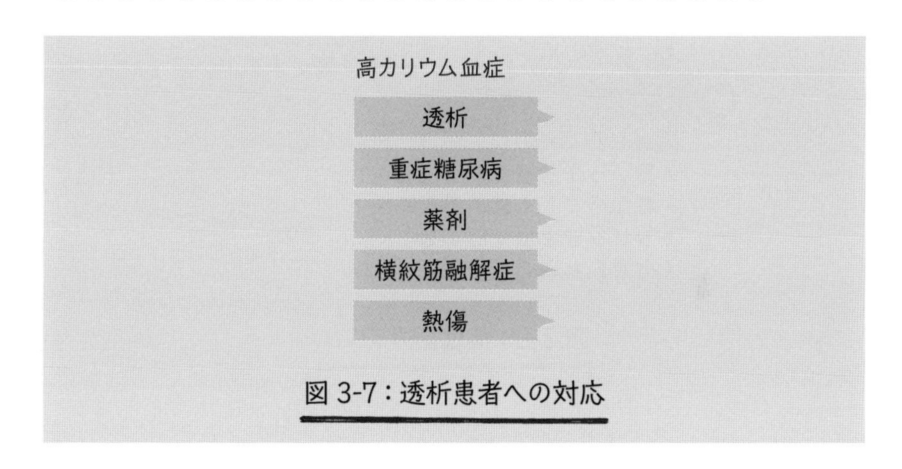

図3-7：透析患者への対応

ややこしいのは薬ですよね。ARBやスピロノラクトン、ST合剤を飲んでいる人がNSAIDsを飲んだら、当然カリウムは上がります。ほかの要因には横紋筋融解症、熱中症、熱傷などがあります。熱傷は筋肉が溶けますので高カリウムになります。

一見元気そうな人に採血をして、カリウムが高く出て驚くことがあります。理由は偽性高カリウム（溶血による）です（**図3-8**）。なかなか採血できないので駆血帯を長時間巻いて、手が紫色になった状態で、細い血管から無理やり陰圧をかけて採血をすると、溶血してしまってカリウムが上がるのです。ほかにも注射器を振り回しすぎたり採血管を思いっ切り振ったりすると、溶血してカリウムが上がるのです。本人が元気で症状がないのにカリウム値が高いのであれば、再検してください。

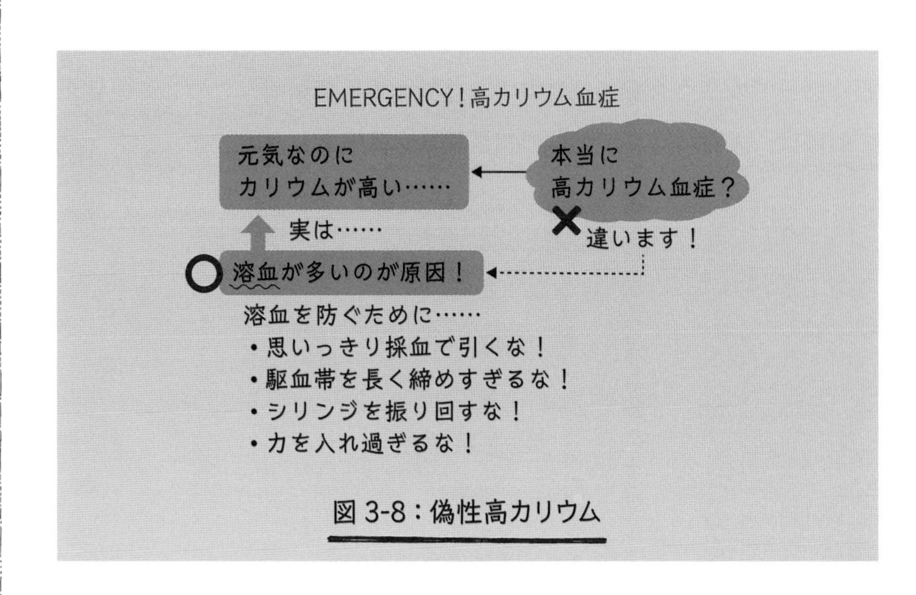

図 3-8：偽性高カリウム

高カリウム血症の主訴は倦怠感

高カリウム血症は、細胞がまともに働かなくなるので、全身倦怠の症状が一番強いのです（**図 3-9**）。1時間目の高齢者救急の講義では、とにかく「だるい」という患者さんが来たら、「心電図をとってから感染症を探しましょう」と言いましたが、高カリウム血症の可能性もあるので

EMERGENCY！高カリウム血症

心臓	不整脈、伝導障害、動悸
筋肉	筋力低下、しびれ、麻痺、腱反射亢進、筋痙攣
消化管	嘔気・嘔吐、下痢
その他	全身倦怠、息切れ、失神、ショックなど

図 3-9：高カリウム血症の主な症状

す。まず心筋梗塞を除外します。次に感染症を探します。そして採血をしてみて、カリウムの値を確認します。カリウムが高いと「だるく」なるわけですね。「だるい」としか表現されませんので、患者さんの訴えからはなかなか分かりません。不整脈が出ると死にそうになります。筋肉に力が入りません。カリウムが高いと下痢をしてお腹が痛いと言います。

奇妙な心電図を見たら血液ガスをとろう

通常、高カリウムだと心電図は徐脈なのですが、心電図の機械がテントT波をQRS波と勘違いして、多く数えてしまい、数え間違いから一見徐脈がないような数値を示してしまうことがあります（**図3-10**）。これをダブルカウンティングといいます。モニターが2回数えてしまい、実際は脈拍40回／分を切っているのに80回／分と出ることがあります。脈に触れて確認しましょう。

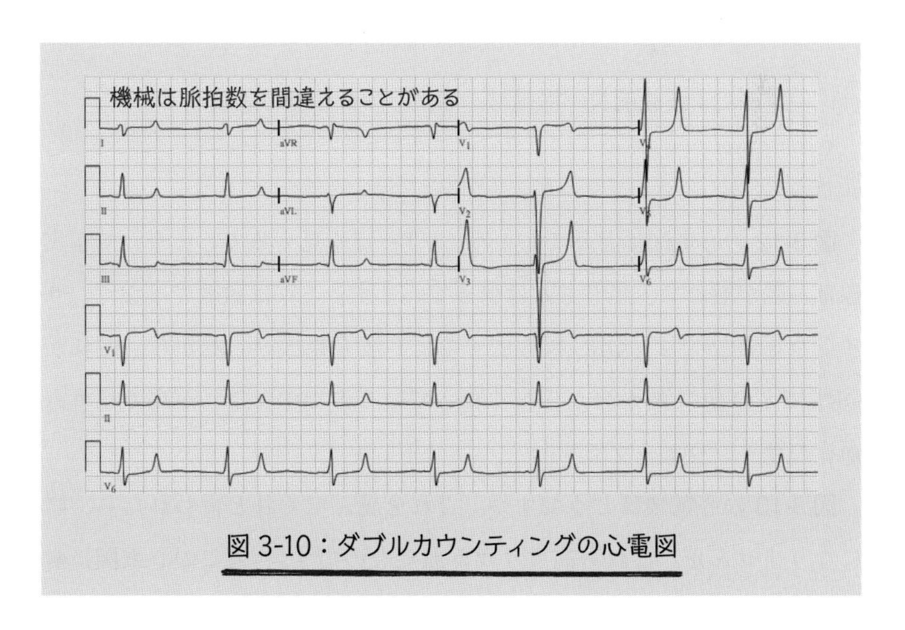

図3-10：ダブルカウンティングの心電図

図 3-11 ではＰ波も消失していて、脈がバラバラに出ています。心房細動と誤診してしまいがちですが、心房細動で徐脈っぽいときは、もしかしたら高カリウムかなと考えるとよいです。ホラ、高カリウム血症ではＰ波が消失しちゃうので、心房細動と誤診しちゃいそうになるんですが、徐脈を合併していると結構危ないんですよ。

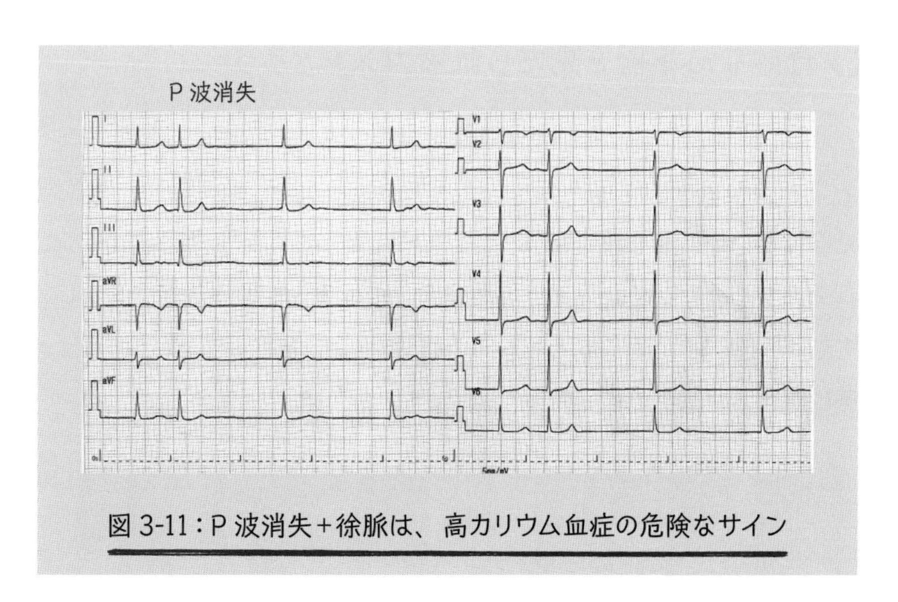

図 3-11：P 波消失＋徐脈は、高カリウム血症の危険なサイン

図 3-12 の心電図はどうでしょう。VTっぽく見えるでしょう。でも実際は、脈が触れて、患者さんは喋っています。これは頻脈ではなく、サインウェーブです。QRS 幅も広くて、T 波も幅広い。だから、どれが QRS でどれが T 波か分からなくなっているのです。これが高カリウム血症のサインウェーブです。

図 3-13 の心電図はどうですか。これを読んでくれと言われたら、嫌になりませんか。これも高カリウム血症なのです。「何この心電図、変すぎて意味不明〜」と思ったらカリウムを測りましょう。見たことのな

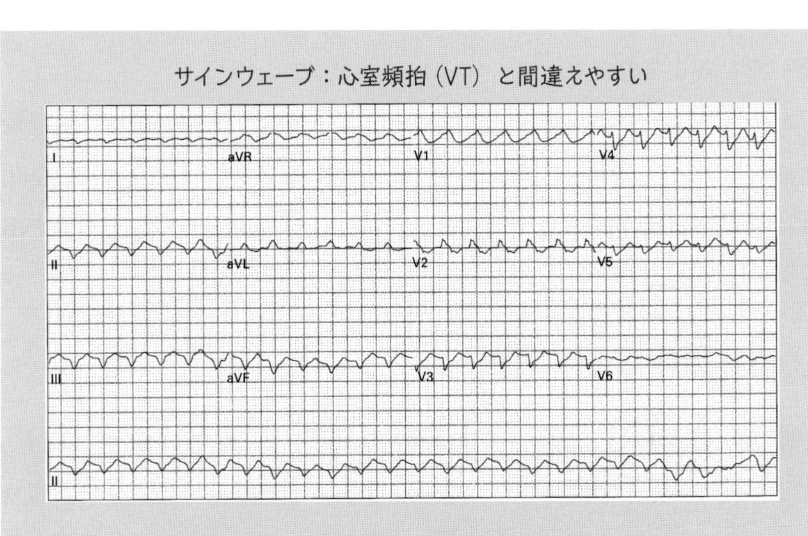

図 3-12：VT と間違いやすいサインウェーブ

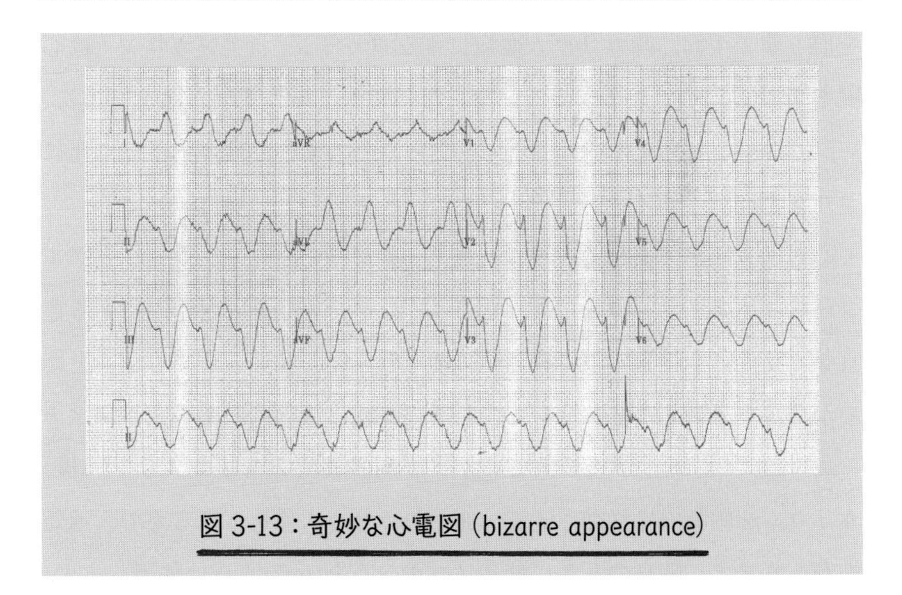

図 3-13：奇妙な心電図（bizarre appearance）

いような奇妙な心電図（bizarre appearance）を見たら、必ず高カリウム血症も除外します。高カリウム血症では、ST 上昇も、ブルガダパターンも起こりうるし、徐脈がメインですが、頻脈のときもあるくらい、なんでもありなのです。

だから、心電図が変だなと思ったら、血液ガスを採りましょう。静脈血液ガスでいいです。動脈ではなく普通の採血でOKです。通常の生化学検査だと結果が出るまで40分かかりますが、血液ガスだと5分で出ますので、血液ガスがあればそれが一番よい検査法です。

○ 心電図をなおす薬

高カリウム血症をVTと誤診すると、キシロカイン®やアンカロン®などの抗不整脈薬を投与したくなりますが、それは絶対ダメです。高カリウムそのものは心臓の馬力を取る病態だと思ってください。心臓の馬力を取るからVFになって死んでいくのです。抗不整脈薬も心臓の馬力を取る薬ですね。高カリウム血症にキシロカイン®、アンカロン®は心臓を余計弱らせてしまうので、禁忌なのです。高カリウム血症なのに、VTと間違えてアンカロン®を打ったら、そのまま心臓が止まって死に至ります。

心電図をなおす薬はカルチコール®（グルコン酸カルシウム）とグルコース・インスリン療法です（**図3-14**）。インスリンは血管内にある豊富なカリウムを細胞の中に押し込めてくれる薬です。なかでも超強力なのがグルコース・インスリンです。そのほかにはβ刺激薬吸入（メプチン®）です。ちょっと裏技的ですが、β刺激薬吸入もインスリン同様、カリウムを細胞内に移動させて、血中のカリウム値を下げる薬で、速効性があります。喘息のときに使うメプチン®を4mLぐらい使用します。普通は0.3〜0.6mLですが、高カリウム血症に対しては、大量に使います。すると数分後には効いてきます。これらを覚えておくとよいです。

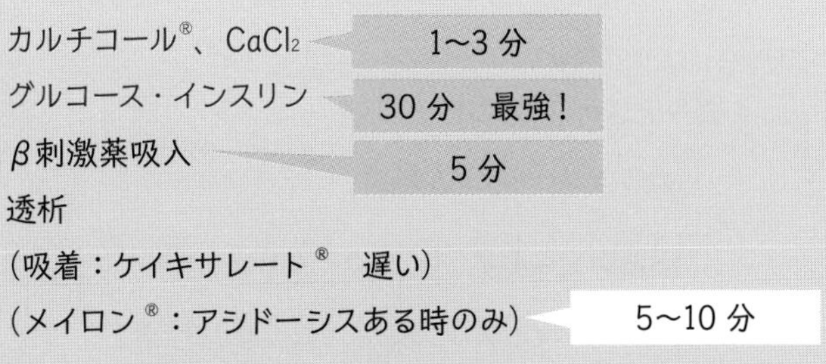

カルチコール®、$CaCl_2$	1〜3 分
グルコース・インスリン	30 分　最強！
β刺激薬吸入	5 分
透析	
（吸着：ケイキサレート®　遅い）	
（メイロン®：アシドーシスある時のみ）	5〜10 分

図 3-14：高カリウム血症治療のポイント

薬が効いたかどうかは、カリウムを測らなくても心電図を見ればいいのです。徐脈でなくなってきます。テントTがなくなり、P波が出てきます。まずカルチコール®を2筒ずつ打ってください。カルチコール®の使い方は2筒ずつ10分毎に必要に応じて、体重50kgなら5回、60kgなら6回、70kgなら7回まで使えます（**図 3-15**）。結構、何回も使えますね。よくなってくるかどうかは心電図さえ見ればいいのです。採血をしてもカリウムは高いままですからね。この治療では、カリウムは減らさないで、心電図をなおします。カリウムとカルシウムのバランスで不整脈を抑える薬ですから。カルチコール®は1〜3分で効いてきます。

昔はメイロン®（重炭酸ナトリウム）を使っていたのですが、重炭酸ナトリウムはアシドーシスがあるときしか効かないので、今は推奨されていません。グルコース・インスリンの使い方ですが、重症の場合はレギュラーインスリン10単位を静注してください。低血糖になるので、50%ブドウ糖も50mL一緒に打っておけばいいです。急ぎのときは側注、そうでないときは点滴です。インスリンは超強力なんですが、効いてくるまで30分くらいかかってしまいます。

カルチコール®、$CaCl_2$

カルチコール® 2A 静注

心電図をなおす！（Kは変化なし）

グルコース・インスリン療法　低血糖に注意！

レギュラーインスリン10単位+ 50% ブドウ糖 50mL

Kを低下させる（細胞に押し込む）！

図3-15：薬剤の投与方法

高カリウム血症の治療では、まずカルチコール®で心電図をなおし、グルコース・インスリン療法でカリウムを下げて、できたらメプチン®吸入も行い、血圧がよくなってきたら、透析に持っていくという手順です。

心電図だけでは判断できない

高カリウム血症における重症化（VTや死亡などを呈するのは15%）の目安として、テントTはいい指標ではないのです。QRSの幅が広い、徐脈、P波消失、の3つが危ないのです。徐脈を見たら、とにかく血液ガスを測るということを覚えておきましょう。変な心電図を見たら高カリウム血症をチェックします。

心電図だけでは、高カリウム血症はなかなか診断ができないということが分かりました。感度19%ということは、高カリウム血症で心電図に異常が出る人は約2割しかいないのです。あとの8割は高カリウム血症だけれども、すぐ命に関わるわけではないということです。とはいえ見つけたいですよね。ということで血液ガスを測ってほしいなと思います。

心筋梗塞手術にCABGという手法がありますよね。実は高カリウム血症に効果のある薬も、「CABG」で覚えられます。それぞれ、薬の頭文字で、Caはカルシウム（カルチコール®）です。Bがβ刺激薬（メプチン®）の吸入。それからGはG-I（グルコース・インスリン）療法です。覚えましたか？とにかくカルチコール®とグルコース・インスリンがあれば、何とかもたせられます。

○ 低血圧・徐脈の原因まとめ

そのほか血圧が低くて徐脈になるのはどんなときでしょう（**図3-16**）。脊損によって副交感神経が強くなるときや、痛み刺激で起こる血管迷走神経反射などがあります。これらは状況消去ですぐ診断がつきますよね。

Neurogenic shock
❖交感神経⇩→副交感神経⇧
❖血圧↓＋徐脈
❖治療：輸液＋昇圧薬！

BP↓P↓

脊髄損傷（胸髄6より上の外傷：ほとんど頚髄損傷）	疼痛（腹痛、注射）	血管迷走神経反射

図3-16：神経原性ショック

次に、頑張るホルモンが少ない場合です。頭痛がする下垂体卒中、徐々に発症する甲状腺機能低下症、それに副腎不全ですね。副腎不全で一番多いのは敗血症のときですよね。敗血症のとき、本来は脈が速いはずなのに、なぜか脈が遅くなってきたということは、副腎が頑張らなくなってきたということなのです。

冷たい水に落ちた人が運ばれてきて、徐脈ショックだったら、鑑別診断は低体温だとすぐ分かりますよね。病歴だけですぐ診断がつきます。

図 3-17 では、QRS のところにノッチがついています。これが Osborn wave（J 波）ですね。32℃以下の低体温で出現する心電図波形です。

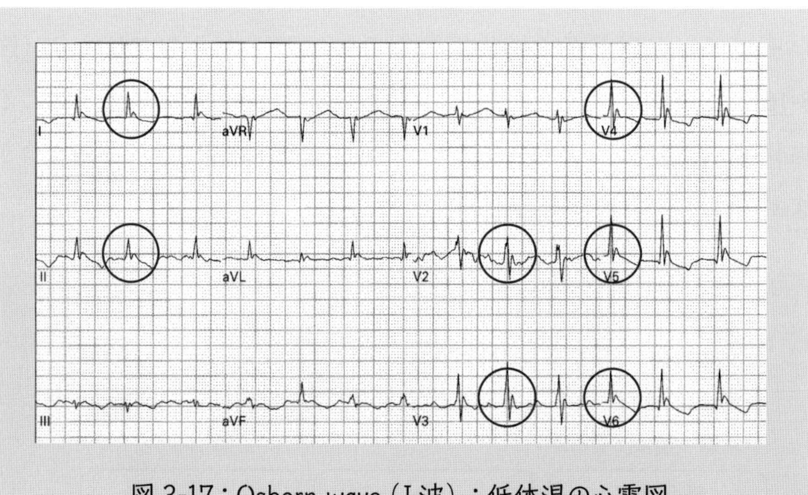

図 3-17：Osborn wave（J 波）：低体温の心電図

③低カリウム血症（見逃したくない電解質異常）

薬剤によるカリウムの低下

ここまでは徐脈＋ショックの鑑別について解説しましたが、ここからは、低カリウム血症、低ナトリウム血症、高カルシウム血症、高血糖について解説します。

あるダイエット中の若い女性が、だるくて立てなくなりました。カリウムを測ると非常に低いのです。カリウムは高すぎても低すぎても、バランスが悪くなるとだるくなります。「力が入らない」と患者さんが訴えたらカリウムを確認しましょう。

「力が入らないんです……」何を疑う？
①ダイエットで脱水？
②筋トレのしすぎ？
③何か薬飲んでいないか？

図 3-18：「力が入らない」という主訴

「力が入らない」という主訴があったとき、我々がまず疑うべきことはなんでしょう（**図 3-18**）。①ダイエットで脱水、②筋トレのしすぎ、③何か薬を飲んでいないか。正解は③です。正直に答えてくれない患者さんもいて、「実は……」と後から分かることも多いですね。薬の作用でカリウムが体から出ていってしまうんです。ダイエットで下剤や利尿薬を乱用してやせようとする人に多いです。

低カリウム血症の症状も、やはり筋力低下なのです（**図 3-19**）。高カリウム血症は腸がゴロゴロして、嘔吐をして、お腹が痛くなるのですが、低カリウム血症は、むしろ腸が動かないので、便秘でお腹が痛くなります。そして、だるさと筋力低下です。不整脈にもなります。カリウムは高すぎても低すぎても危ないのです。電解質で一番気を付ける必要があるのはカリウムです。ほかはのんびり確認しても大丈夫です。

血清 K	軽症	3.5〜3.0 mEq/L
	中等症	3.0〜2.5 mEq/L
	重症	≦ 2.5 mEq/L

心臓	不整脈、伝導障害、ジギタリス中毒になりやすい
筋肉	筋力低下、倦怠、麻痺、筋攣縮、テタニー、横紋筋融解
消化管	麻痺性イレウス（腹部膨満）、嘔気・嘔吐
腎	多尿、腎障害

図 3-19：低カリウム血症の主な症状

原因薬剤は利尿薬や下剤、漢方薬が多いです（**図 3-20**）。甘草が入っているものは低カリウムになってしまうことがあります。なぜ漢方薬には甘草が入っているものが多いと思いますか？ 漢方薬はまずいので、甘い草を混ぜて飲みやすくしているんです。

低K血症になる薬剤

❖サイアザイド利尿薬
❖ループ利尿薬
❖甘草（漢方薬）
❖緩下剤
❖ステロイド
❖β刺激薬
❖インスリン

図3-20：原因薬剤

交感神経を頑張らせる薬はカリウムを下げる効果があります。だから、メプチン®やβ刺激薬は高カリウム血症の治療で使いますよね。逆に喘息やCOPDの人がこうした薬を一生懸命吸入したら、カリウムが下がって力が入らなくなることがあります。インスリンを使いすぎてもカリウムが下がります。インスリンは高カリウム血症のときに使う薬ですが、治療中の人で力が入らなくなった人がいたときには、むしろ薬の影響でカリウムが下がりすぎたのかなと考えてもいいのかもしれません。

低カリウム血症の心電図

では、低カリウム血症の心電図はどれでしょう（**図3-21**）。①U波、②J波、③カメハメ波。答えは①のU波です。

①U 波？
②J 波？
③カメハメ波？

図 3-21：低カリウム血症の心電図に見られるものは？

T 波の後ろに出てくるのは、みんな U 波です（**図 3-22**）。U 波を見つけたときは、やはり採血をしてカリウムの値を見てほしいのです。T 波と U 波がつながると、QT 延長症候群と同じ意味になります。偽性の QT 延長症候群ですね（**図 3-23**）。ここに不整脈が落ちると、R on T という形で VF になります。ワッと驚かせたりして不整脈が出たときに VF になってしまうのです。低カリウム血症の人をビックリさせちゃダメですよ。

マグネシウムも一緒に補充しよう

低カリウム血症のときの、カリウムのお友達は誰ですか（**図 3-24**）。①ビタミン K、②マグネシウム、③ JK。実は②のマグネシウムと友達なのです。カリウムが腎臓から出ていくときに、カリウムをつなぎ止めてくれるのがマグネシウムです。マグネシウムが正常値でないと、低カリウム血症は治りません。低カリウムの人はほとんど低マグネシウムも合併しています。

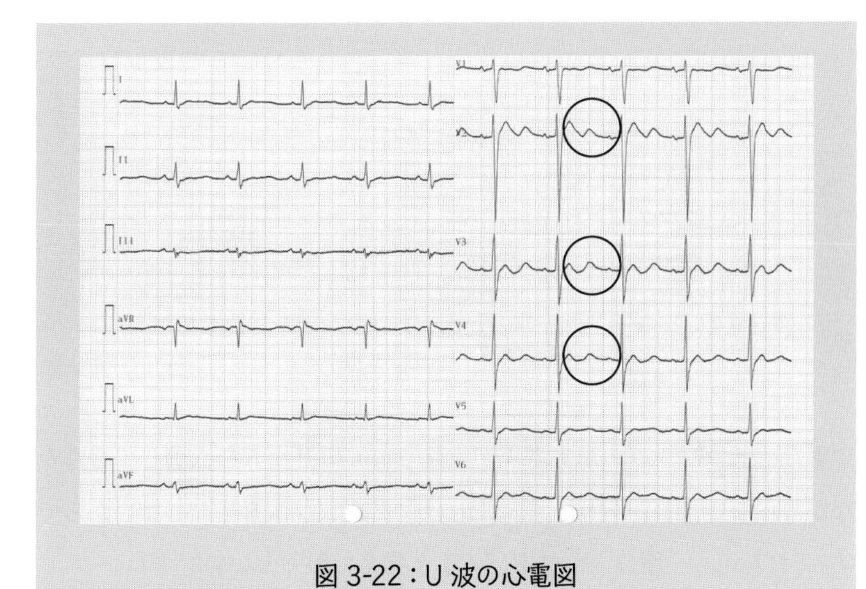

図 3-22：U 波の心電図

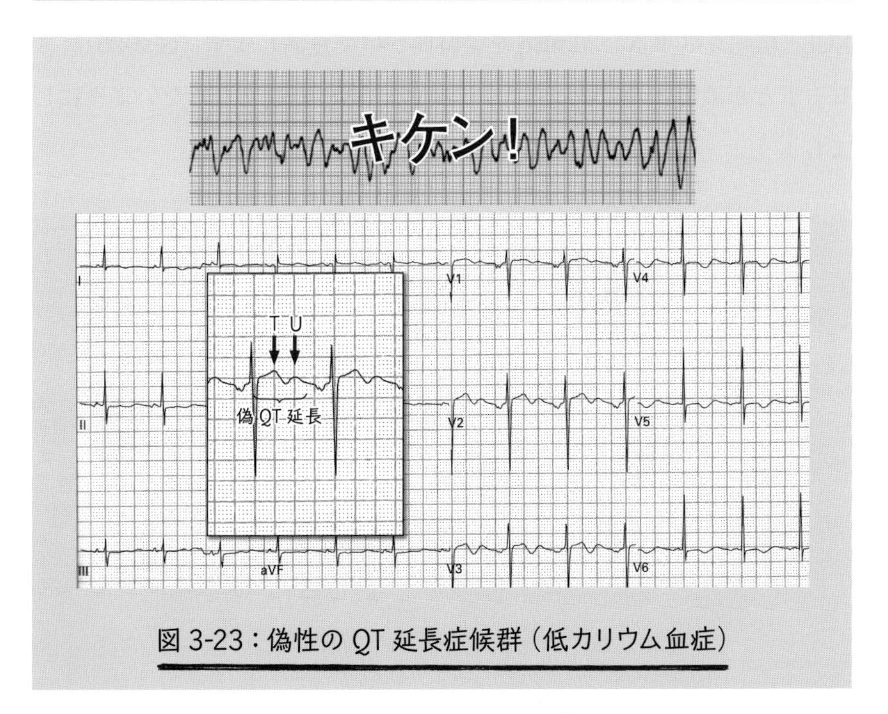

図 3-23：偽性の QT 延長症候群（低カリウム血症）

EMERGENCY！低カリウム血症
カリウムをつなぎとめるのは誰だ？
①ビタミン K？
②マグネシウム？
③ JK？

図 3-24：低カリウム血症のとき、カリウムとお友達なのは誰？

よく、低カリウムの患者さんが入院して、カリウムを点滴してもなかなか治らないことがあります。これはマグネシウムを補充しないからです。「お友達も一緒に入れてあげる」と覚えておくといいですね。

本当に危険な不整脈が出つつあるような低カリウム血症のときには、KCL（塩化カリウム）20mEq を 1 時間かけて点滴します（**図 3-25**）。スピードとか濃度とかは決まっているので、あまり濃くならないようにしましょう。

治療は重症度に合わせて！ 低カリウム血症
Mg 測定は必要？
キケン不整脈が出たら…
KCL 20 mEq 1 時間　点滴
症状＋
輸液中のカリウム濃度
≦ 40mEq/L
輸液のスピード
20mEq/ 時以下
Mg 2g 30 分　点滴

図 3-25：マグネシウムの補充

「マグネシウムを測定してから補充しましょう」と教科書には書いてありますが、無視してください。低カリウムのときは、絶対に低マグネシウムです。採血しても、マグネシウムが正常値に近く見えるので、あまり役に立たないのです。血管中ではなく細胞中のマグネシウムが少ない場合は、採血ではうまく確認できないのです。なのでよほど高マグネシウムでない限りは、迷わずマグネシウムを1筒使用します。硫酸マグネシウム1筒2gを30分かけて点滴しましょう。側注すると血圧が落ちるので、点滴で行いましょう。

必ず点滴でゆっくりと！

カリウムを急速静注するのは絶対にやめてください。一気に高カリウム血症と同じ状態になり、VFになって死ぬのです。イヌの実験で最後に安楽死させるときはカリウムを注射するのです。ヨーロッパで安楽死が認められているところは、寝かせてカリウムを入れるんですね。なのでパッケージも目立つ黄色になっていて、「絶対静注しないで」と書かれています。シリンジも普通の注射ではなく専用針がついていて、側注ができなくなっています。点滴にしか入れられないよう工夫されています。しかし、「頼むから点滴にしてくれ」とこんなに注意しているのに、わざわざ針を入れて、違う注射に付け替えて側注をする人がいるのです。急速静注は禁忌です。

ここまでの注意点は3つです。カリウムの補正は絶対ゆっくり行うこと、お友達のマグネシウムの補正を忘れないこと、原因薬剤を探すこと。この3つを覚えておけばOKです。

④低ナトリウム血症（見逃したくない電解質異常）

低ナトリウム血症による痙攣

次の症例です。38歳女性が、痙攣を起こして運ばれてきました。セルシン®で治ったのですが、起きると水道の蛇口からどんどん水を飲み始めたのです（**図3-26**）。

水、水、水ぅぅぅ〜……

- 38歳、女性。
- 目の前で痙攣を起こした。
- セルシン®で治ったが、ムクッと起きて水道の蛇口をくわえて水を飲み始めた。

図3-26：水中毒の症例

誰が見ても水中毒です。水の飲みすぎで意識障害になって痙攣を起こすというのは有名です。飲ませなければいいわけですが、人間の腎臓はどれくらい水を代謝できるか知っていますか。20Lぐらいまで飲んでも大丈夫です。水中毒になる人は1日に20〜30L以上飲んでいます（**図3-27**）。そのくらいたくさん飲んで、体内に水がいっぱいになると、相対的にナトリウムが下がってしまいます。

水分摂取量＞20〜30L/日
主な原因：精神疾患、中枢神経疾患

溶質・電解質摂取不足だと＞5L/日でも水中毒になる
・ビールばかり飲む：beer potomania
・お茶とトーストのみ：tea & toast syndrome

基本、治療は水制限でいい

図 3-27：水中毒になる水分摂取量

ところが、1日に5Lしか飲んでいないのに、水中毒のような症状が出る人がいます。どんな人でしょうか？ 例えばビールしか飲まない人です。おつまみを食べないと、尿になって出ていかないので、ビールが体内に残ってしまって低ナトリウム血症になります。もう一つはtea & toast syndromeといいます。お茶とトーストのように、塩分を摂らずに水だけを摂っていると、水がたまってしまいます。漬物やみそ汁を飲んでいれば、尿が出るのです。日本人では少ないですが、イギリスの高齢者はお茶とトーストだけで塩を摂らないので、尿が出ない人も多いのです。治療は水制限だけでいいのです。

○ 濃い食塩水でナトリウムを補充

ところが、ナトリウムが120mEq/Lを切って、痙攣や意識障害などの神経所見が出ているときや、または無症状だけれども110mEq/Lを切ったときは要注意です（**図 3-28**）。110mEq/Lを切ることはめったにありません。つまり、低ナトリウム血症は、よほどひどいときでないと治療を開始しません。

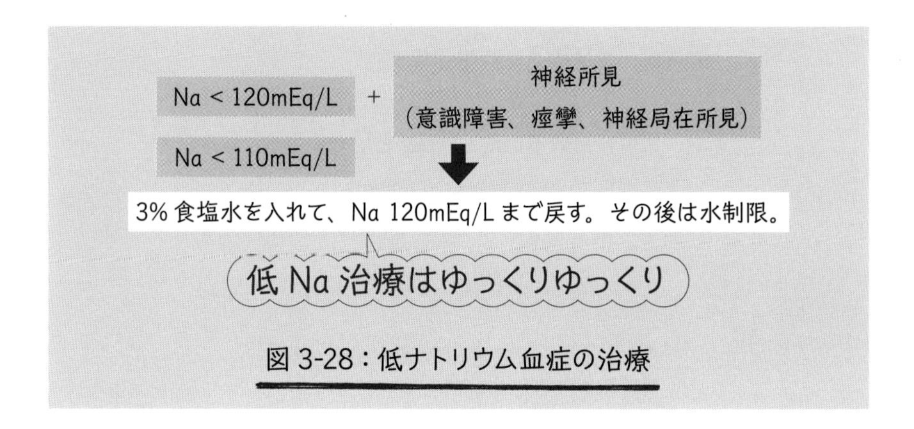

図 3-28：低ナトリウム血症の治療

肝硬変や心不全では水がたまるので、ナトリウムが下がるのは当然ですね。ナトリウムが 128mEq/L や 122mEq/L でも何もしないでしょう。基礎疾患を治さなければいけないからです。しかし、120mEq/L を切るのはよほどのことですよ。

なので 120mEq/L を切って神経所見がみられるときや、無症状でも 110mEq/L を切っているときは、3%の濃い食塩水を少しずつ入れますが、正常までは戻さず、120mEq/L まで戻したら補充は終了し、後は水制限とします。食塩水の点滴で 130 mEq/L に戻したらダメなのです。ナトリウムに対してはゆっくり治せばいいのです。

3%の食塩水は、500mL の生理食塩水バッグから 100mL を捨てて、10%の NaCl（20mL/ 筒）を 120mL 入れて作ります。100mL を捨てて、100mL 入れるのではなく、100mL を捨てて 120mL（6 筒）入れます。そうするときれいに 3%の食塩水ができます。100mL を捨てて 100mL 入れると、2.7%ですよ。

3%の食塩水を早く入れて痙攣が出ないようにしたいという気持ちは

分かるのですが、早く入れると濃度差ができすぎてしまいます（**図3-29**）。低濃度の細胞へ濃い点滴を入れすぎると、水が急に移動して、神経が壊れてしまうのです。浸透圧性脱髄症候群とよばれます。ゆっくり戻さないとだめです。ゆっくりしないと脳が壊れるのです。1日に10 mEq/L 以上を補正してはいけません。速度も1時間25〜50mLで、非常にゆっくり入れます。

「3% 食塩水をガンガン入れれば大丈夫?」✕

浸透圧性脱髄症候群

橋中心髄鞘崩壊症（central pontine myelinosis）

脳が壊れる！

補正速度< 0.5〜1 mL/kg/ 時

1日に 10mEq/L 以上戻すな

症状：弛緩性麻痺、構語障害、低血圧

アルコール中毒、熱傷、糖尿病、肝疾患、低栄養などによる

慢性的な低 Na 血症…ゆっくり治す

図 3-29：浸透圧性脱髄症候群

大切なのは3点です。病歴が非常に大事、慢性は慌てない、補正するならゆっくりと。低ナトリウム血症は案外、慌てなくていいですよ。

⑤高カルシウム血症（見逃したくない電解質異常）

高カルシウム＝脱水

今度の症例はカルシウムです。前立腺癌の既往のある人が、意識障害でやってきました。カルシウムが14mg/dLと結構高いですね。こんなときどう考えればよいでしょう（**図3-30**）。①利尿薬を投与、②生理食塩水を点滴、③大豆製品の摂取量を減らす、どれが正しいと思いますか。

❖60代、男性。
❖前立腺癌の既往あり、意識障害で搬送。
❖Ca 14mg/dL!
高カルシウムへの対応は？
①利尿薬を投与？
②生理食塩水を点滴？
③大豆製品の摂取量を減らす？

図3-30：前立腺癌の既往のある人の症例

これは教科書を読んでも間違うときがあります。答えは②生理食塩水で薄めることです。カルシウムがすごく高いときは尿に出てくるのですが、そのとき水を一緒に持っていってしまうのです。高カルシウム＝脱水と覚えてください。そのため、脱水の補正をするだけで全然違います。利尿薬は、脱水なのに使ってはいけませんね。昔の教科書には利尿薬と書いてあるのですが、使ってはいけません。実は脱水があるかどうかをみるのは難しくなくて、超音波で下大静脈をみてペチャンコになっていたら、自信を持って輸液してよいです。

カルシウムは14mg/dLを超える場合か、12mg/dLを超えて意識障害や腹痛などの症状があるときは治療をしましょう（**図3-31**）。これも生理食塩水を入れるだけでよいのです。

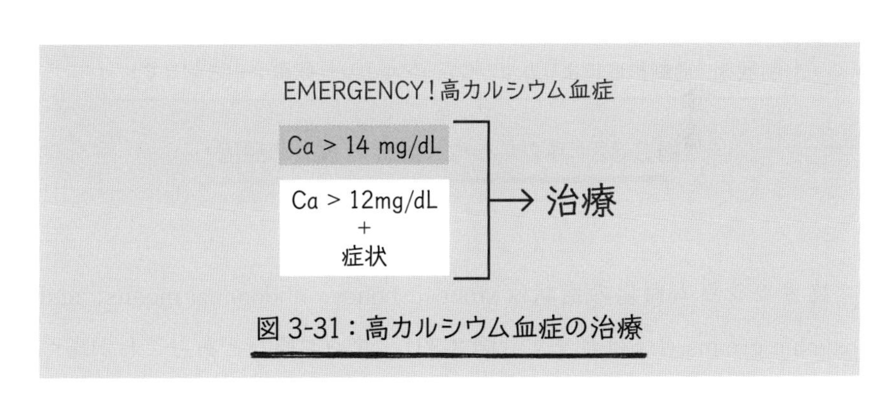

図3-31：高カルシウム血症の治療

高カルシウム血症で覚えてほしい原因は3つです（**図3-32**）。悪性腫瘍と副甲状腺機能亢進症、この2つが9割を占めます。3つ目が薬剤の影響です。最近多いのが高齢者のビタミンD摂取です。骨粗鬆症と診断されて、ビタミンDを飲んでいて脱水になるのは、この薬のせいで高カルシウム血症になっているからです。どうせ転んだら折れるのだから、骨粗鬆症の治療をするよりも太極拳をやって転ばないようにしてほしいですね。そのほかに、リチウムやビタミンA、サイアザイド系利尿薬、制酸薬でも起こります。さらに結核やサルコイドーシスなどいろいろあります。

高カルシウム血症の原因

①悪性腫瘍 ⎫ この2つが9割を
②副甲状腺機能亢進症 ⎭ 占める
③薬剤

［薬剤］
ビタミンD、炭酸リチウム、ビタミンA、サイアザイド系利尿薬
制酸薬（過剰摂取によりカルシウム－アルカリ症候群を引き起こす）

図3-32：高カルシウム血症の3つの原因

高カルシウム血症の症状はstones、bones、abdominal moans、and psychic groansとよばれます（**図3-33**）。骨やお腹などあちこちが痛くなります。腎臓が悪くなり、尿管結石ができます。意識障害も起こります。胃潰瘍もできるし、膵炎にもなりやすいのです。

stones, bones, abdominal moans, and psychic groans

❖腹部症状（腹痛）
❖腎臓障害、尿路結石
❖精神症状
❖骨痛

図3-33：高カルシウム血症の主な症状

高カルシウム血症で腹痛が出る場合があることは知っておくといいでしょう。CTでは原因はわかりませんよ。病棟では癌による高カルシウ

ム血症が多いです。外来や初診の場合は副甲状腺機能亢進症が案外見つかります。高齢者はビタミンDを飲んでいるかもしれません。

様々な場面で高カルシウム血症に出会うかもしれませんが、中でも危険なのは「脱水（だ）」「意識障害（い）」「腎不全（じ）」です。「大事」と覚えましょう（**図 3-34**）。

それでもやはり、高カルシウム＝脱水なので、対応としては、生理食塩水を点滴すればいいのです。まずは脱水を治すのが第一です。

stones	腎	腎濃縮力障害（腎性尿崩症）→脱水（だ） 口渇、多飲・多尿 尿管結石（副腎機能亢進症の 5〜20% に合併）、腎不全（じ）
bones	骨	骨痛、関節炎、骨粗鬆症、嚢胞性線維性骨炎
abdominal moans	消化器	便秘、食欲不振、悪心・嘔吐、腹痛、消化性潰瘍、膵炎
psychic groans	神経	意識障害（い）、思考低下、筋力低下
other	心血管	QT 短縮、動脈石灰化、高血圧、不整脈
	その他	掻痒、角膜炎、結膜炎

図 3-34：高カリウム血症の危険な症状は「大事（だいじ）」と覚える

3時間目　救急処置の勘どころ！

⑥高血糖

まずは脱水を解消

次は 17 歳女性が腹痛で来院した例です。若い女性の腹痛では、まず妊娠反応を調べます。しかしこのケースでは陰性でした。採血では血糖値が500mg/dLだったのです。非常に高いですよね。ケトンが陽性で、血液ガスを取ったら、pHも7.3を切っていて非常に悪いアシドーシスですよね。アシドーシスはお腹が痛くなるのです。原因は不明ですが、DKA（糖尿病性ケトアシドーシス）は腹痛が主訴の場合が多いです。高齢者に多いHHS（高浸透圧性高血糖症）では、ケトンが出ていないので腹痛はありません。

血糖値が高いときはどうしますか（**図3-35**）。①インスリンを打ったほうがいいのか、②生理食塩水か、③アシドーシスを治すための重炭酸ナトリウム（メイロン®）か。どれが治療の最初になるでしょうか。

血糖値 500 mg/dL
ケトン+++　pH 7.0

①インスリン　10単位 静注？
②生理食塩水点滴？
③重炭酸ナトリウム投与？

図3-35：血糖値が高いときの最初の治療は？

②の生理食塩水点滴が正解で、高血糖＝脱水と覚えるのです。カルシウムが水を持っていってしまうのと同様、血糖も水を持っていくから糖尿になるのです。尿に糖を持っていくときに水を持っていってしまうのです。つまり脱水を治せばよいので慌ててインスリンを打たなくても大丈夫です。

図3-36はDKAとHHSの違いです。高校生や中学生ぐらいの若い人が腹痛でやってきて、初発で見つかることが多いのがDKAです。高齢者に多く感染症、心筋梗塞、脳卒中がきっかけで血糖値が1,800 mg/dL

や1,200 mg/dLに上がってくるのがHHSです。ケトンは出ず、アシドーシスがないので腹痛もありません。どちらも脱水になります。

DKA （糖尿病性ケトアシドーシス）	HHS （高血糖高浸透圧症候群）
若年	中年以降
pH < 7.3	pH > 7.3
ケトン＋＋	ケトン－～±
インスリン絶対不足	インスリン相対不足
死亡率 2～10%	死亡率 12～46%

図 3-36：DKAとHHSの違い

つまり高血糖の人がいたら、まず生理食塩水で点滴をしてから考えればいいのです。インスリンは最初の1時間は使わず、脱水をまず治します。DKAはインスリンの絶対不足、HHSは相対的な不足が生じている状態ですが、いずれにせよ絶対必要なのは脱水の補正です。脱水補正前にインスリンを打つと、ショックになってしまうのです（**図3-37**）。来院時の血圧が100mmHgでも、インスリンを打った瞬間にショックになってしまいます。なぜか分かりますか。

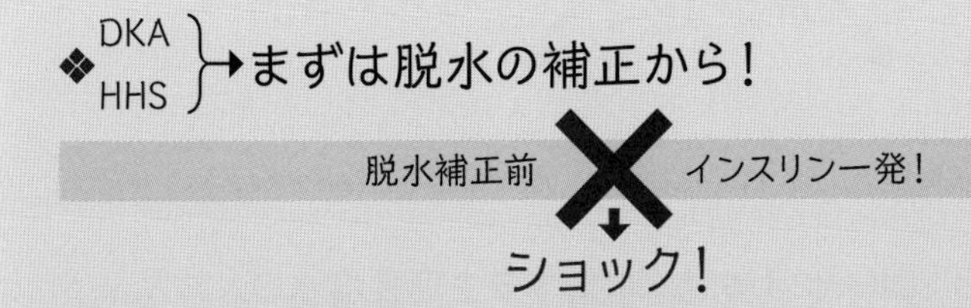

図 3-37：脱水補正前にインスリンを打つと、ショックになってしまう

先ほど、「高血糖は脱水だ」と言いましたね。高血糖による脱水の際に血管はシワシワになっています。脱水の状態だから、細胞の中も糖がたくさんあり、濃度が高くなっています。そのため生理食塩水で、まず血管のボリュームを増やしてあげないといけないのに、インスリンを打ってしまうとどうなりますか。糖が細胞の中に移動しますね。この浸透圧の差で、ただでさえシワシワの血管の中の水が細胞へ入っていくのです。ますます血管に水が足りなくなって、ショックになってしまいます。

高血糖では絶対に最初の１時間にインスリンを打ってはいけません。生理食塩水で１時間粘ってください。インスリンを使うと水が移動してしまい、血管内脱水を助長します。子どもの場合は特に脳浮腫になってしまいます。痙攣や頭痛が起こりますね。

生理食塩水の投与方法

では生理食塩水の入れ方を教えましょう（**図 3-38**）。３つのＩ「愛」

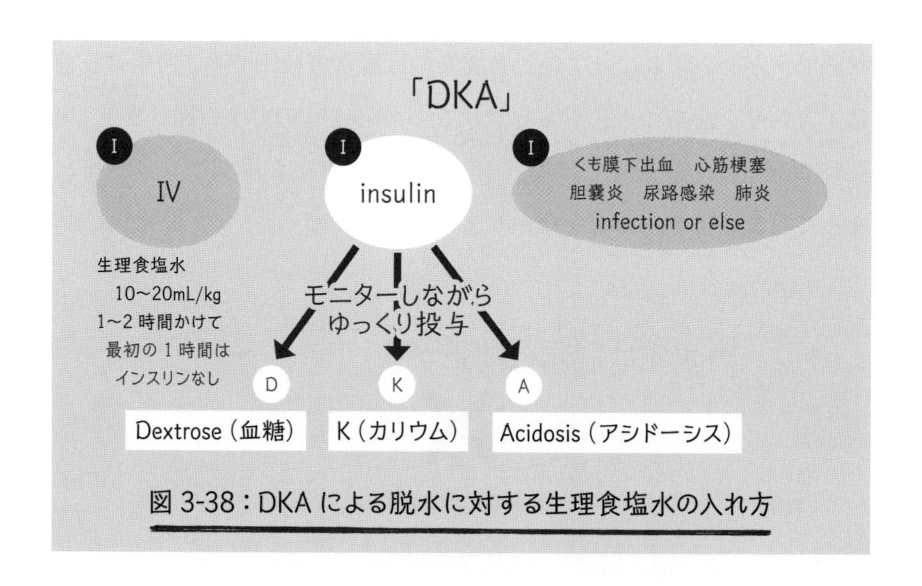

図 3-38：DKA による脱水に対する生理食塩水の入れ方

（笑）ですね。1つ目はIV（静注）です。生理食塩水10〜20mL/kg、約1Lを1〜2時間かけて投与します。できれば下大静脈をエコーで見て、大きくなるまで輸液をしていきます。これも側注ではなく点滴ですよ。側注をすると、また脳が腫れるので、早すぎてもだめです。

1時間たって脱水が治ってきたと思ったら、2つ目の「I」で、初めてinsulin（インスリン）を打ちます。ゆっくり使いましょう。3つ目の「I」がInfection or else、原因です。DKAになった原因を探します。肺炎や尿路感染、胆嚢炎、心筋梗塞、くも膜下出血、などが原因になります。外傷や手術でも起こることがあります。何かのきっかけがあって、血糖が急に上がるので、そのきっかけを探します。高齢者はほとんど感染症です。たまに心筋梗塞や脳出血です。

輸液を開始して1時間たったらインスリン投与を始めます。高カリウム血症は速効ですのでワンショットを打ちましたが、糖尿病のときのインスリンはゆっくり投与します。0.1U/kg/時、1時間5単位ずつで点滴をすればいいです。すごくゆっくりでしょう。

インスリンを使ったらどうなりますか。血糖値が下がってくるので、モニターすべき項目を「DKA」と覚えます。「D」がDextrose（血糖）です。血糖値をまめに測って、250〜300mg/dL程度に下がったら、ブドウ糖を補充します。血糖値が高いのに糖を補充するの？と不思議に思いますね。インスリンを入れる理由はアシドーシスを治したいからです。アシドーシスが治るまでは、血糖が正常になってもインスリンを続けます。pHがよくなるまで頑張るのです。

インスリンを使うと、当然「K（カリウム）」が下がってくるので補充しないといけません。これを忘れると低カリウムから不整脈になってしまいます。ブドウ糖やカリウムを補充しながら「A」のAcidosis（アシドーシス）が治るまで、ゆっくり少量ずつインスリンを使います。これでオーケーです。

引用・参考文献

1） 日本アレルギー学会 Anaphylaxis 対策委員会．アナフィラキシーガイドライン 2022.
2） Webster, A. et al. Recognising signs of danger: ECG changes resulting from an abnormal serum potassium concentration. Emerg Med J. 19, 2002, 74-77.

4時間目

寄り添う心の救急ケア！

福井大学医学部附属病院
総合診療部 教授
林 寛之

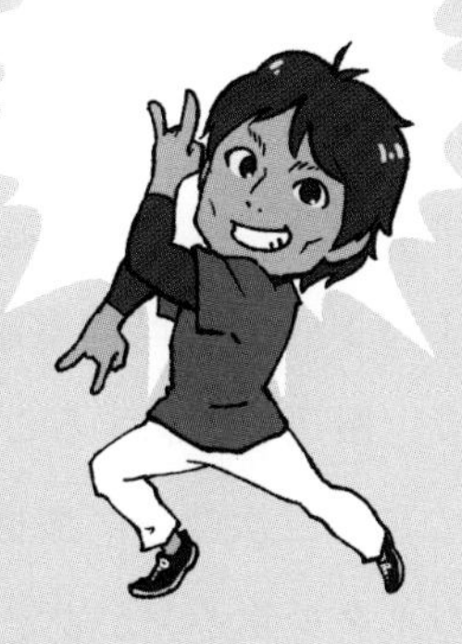

①精神科患者の受け入れを拒否しないで

なかなか受け入れられない救急の精神科患者

はい、4時間目は「寄り添う心の救急ケア！」ですね。これからいくつかの例を紹介します。

40代の統合失調症の患者さんが体調不良です。救急車はすぐ来てくれたのですが、13件もの病院に断られてしまいました。13件電話をするとどれぐらい時間がかかると思いますか。なんと3時間かかったのです。大変なことですね。断られた理由の内訳は、「専門外だから」5件、「とにかく受け入れられない」4件、「満床」4件です。

精神科患者は訴えに乏しいので検査の閾値を低く

土曜日の夜に救急に連絡がありました。救急車は5分以内に到着しました。素晴らしいですよね。しばらくすると、呼び掛けへの反応が悪くなってきて、夜中の1時10分、3時間電話をかけ続けても13件すべての病院に断られたので、搬送を断念することになりました。救急車に乗せるところまでしたのに、三次救急医療機関には受け入れ要請はせず、自宅へ戻しました。バイタルサインが安定しているからという理由ですね。患者さんの母親が「大丈夫なのですか」と心配していましたが、救急車は帰ってしまいました。

翌日の朝、母親がもう一度消防署に電話をして、どこか病院を探してほしいと言いましたが、「昨日、あれだけ探しても無理だから、無理ですよ」と断られてしまいました。父親もかかりつけの病院に電話をしましたが、日曜日で主治医がいないと言われました。ほか2つの病院にも電話をして断られています。そうこうしているうちに亡くなってしまいました。

この例は腸閉塞だったのです。患者さんは「おなかが痛い」と言ってくれると思うでしょう。しかしこの例では「気分が悪い、具合が悪い」としか言いませんでした。もし患者さんが来院していたらバイタルサインをとって、採血してCRPが20〜40mg/dLぐらいになっていたら絶対おかしいと分かりますよね。精神科の薬を飲んでいると、おなかは硬くなりません。柔らかいんです。検査がおかしいのかな、でもおなかを触ると痛がっているな、という感じで見つかることがあります。実際に患者さんを診ないとなかなか分からないものです。

精神科患者に対する苦手意識から、受け入れを断ってしまう例が多いようです。都会だとほかの病院があるからと断る傾向があるのですが、田舎はほかに行くところがないので、断ることが少ないとも言われますね。精神科患者さんは、「訴えが乏しい」ことが医療者からすると難点ではあります。電話コンサルトの9割は電話だけで十分ですが、うち1割が本当に処置が必要なことがあって、確率は低いですが、非典型例が多いため、検査は多めにしないといけません。

たらい回しにされる患者さん

次は、自殺企図と薬物中毒の患者さんの例です。患者さんが救急外来に来院したので精神科医に電話をしたところ、「意識が悪いなら問診ができないから、そっちで診ておいて」と言われました。患者さんの目が覚めてきたところでもう一度電話をしました。「精神科には診てもらいたくないと本人は言っていますが」と前置きしたところ、「元来かかりつけでもないし、明確な受信拒否があるなら診ません」と精神科医は全然対応してくれませんでした。

別の症例では、近医に「かかりつけの患者さんが、『死にたい』と言って薬を飲んだようです」と相談したら、「今日、うちは輪番病院ではありません」と断られたので、輪番病院に電話すると「輪番制は新患を診るところであって、かかりつけ医があったら診ません」ということでした。精神科救急情報センターに聞いて電話をしたのに、全部断られたという悲しいお話でした（**図 4-1**）。

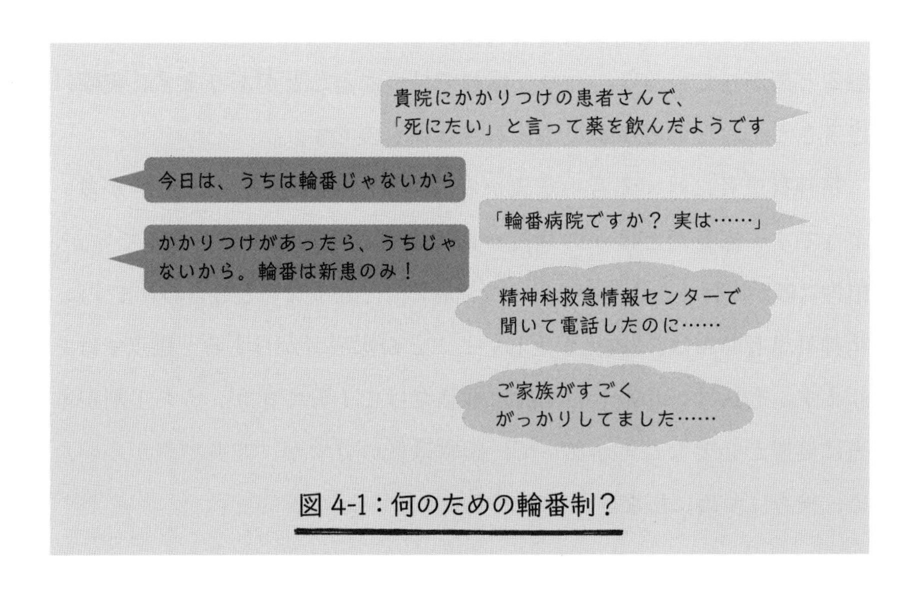

図 4-1：何のための輪番制？

こんなに敬遠される理由は、「時間がかかるから」と、「診断が手間がかかって難しいから」ですね。救急の現場は精神科的な評価をきちんとできるようなトレーニングをしていない医者が多いのです。逆に精神科の先生方は、感染症などの身体疾患の評価が苦手な人が多いです。点滴をしたことがない、酸素を与えられない、なんてこともありました。基礎的なことがきちんとできていないから、陰性感情を持ってしまうのだろうなと思います。特にうつ病にはきちんと対応をしないといけないと思っています。

うつ病による自殺は防げる

少し古いのですが精神科のコストスタディでは、うつ病性障害の直接費用は約2,000億円とされており、あちこちへの措置入院で医療費がかなりかかっているということが分かっています[1)]（**図4-2**）。

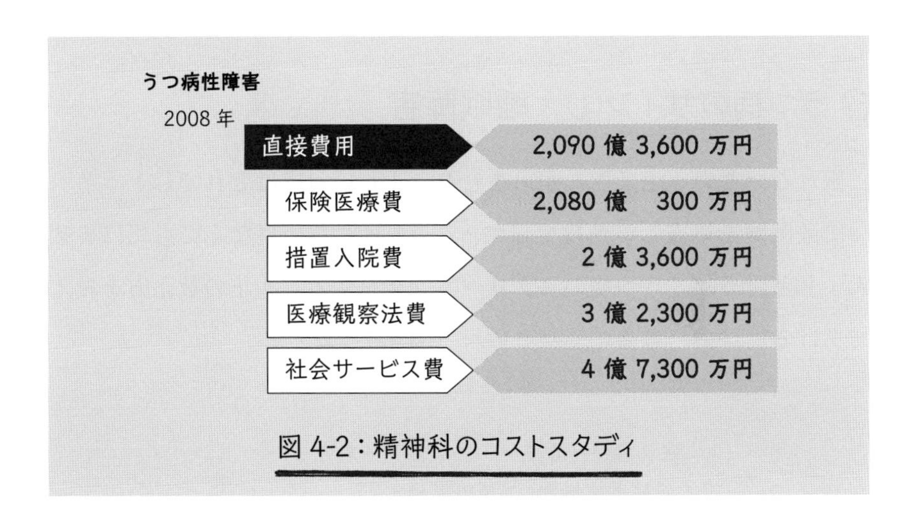

図4-2：精神科のコストスタディ

自殺による死亡人数は一時期約3万人ありましたよね。自殺予防の啓蒙が功を奏して今は約2万人と減りましたが、まだまだ多いです。自殺原因のうちおよそ4分の1がうつ病、およそ10%が統合失調症です（**図4-3**）。その他は生活の困窮や、家庭や勤務先、男女関係、学校が原因のものです。この中でうつ病による自殺はやはり予防できますよね。

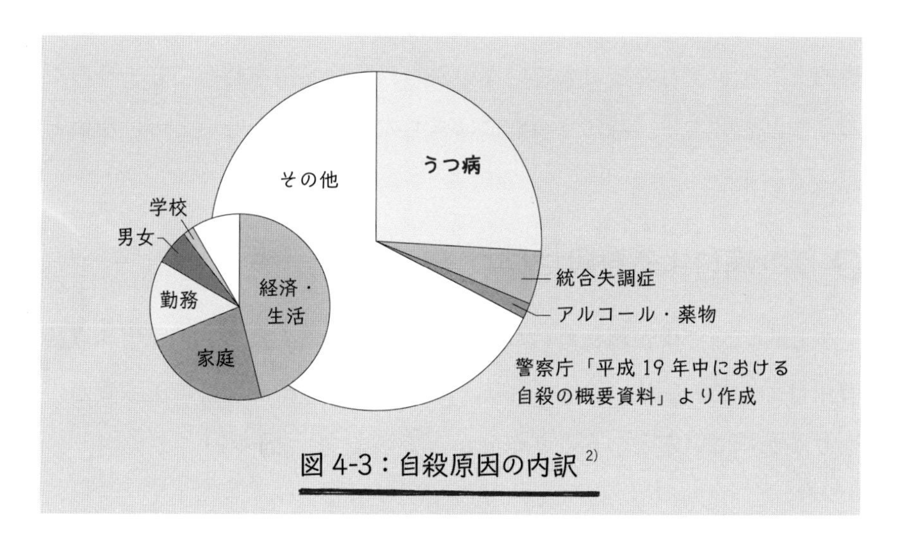

図 4-3：自殺原因の内訳 2)

うつ病のサイン①　睡眠障害

眠れないという患者さんが来ました。正しい対応はどれでしょう？

①睡眠薬を処方して速攻で帰す、②「1日ぐらい寝なくても死にませんよ」と言う、③うつ病のスクリーニングをする、④羊の数え方を教えてあげる。はい、考えてくださいね（**図 4-4**）。

「眠れないんです……」と訴えられたら……？
①睡眠薬を処方して速攻で帰す？
②「1日くらい寝なくても死にませんよ」と言う？
③うつ病のスクリーニングをする？
④羊の数え方を教える？

図 4-4：睡眠障害への対応

正解は、③のスクリーニングですね。不眠はうつ病やストレスが原因の場合があり、見逃したくないですね。薬剤の影響では、寝る前にお茶を飲んでいて眠れなくなることもあります。シフト勤務や飲酒も、睡眠の質が悪くなるハイリスク要因です。睡眠時無呼吸でも睡眠の質が悪くなりますよね（**図 4-5**）。

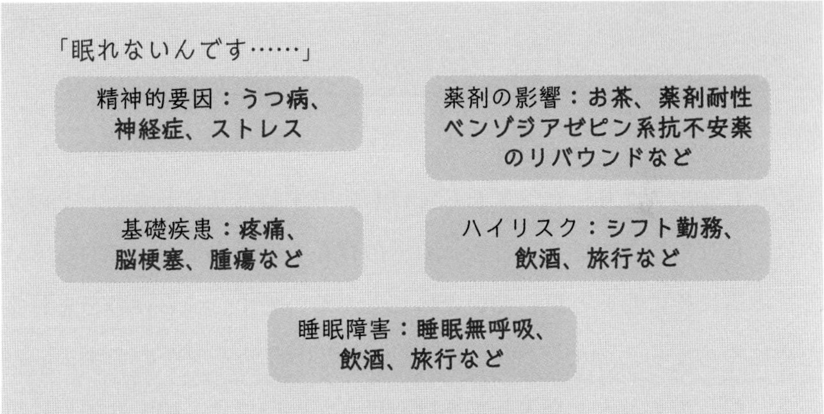

「眠れないんです……」

精神的要因：うつ病、神経症、ストレス

薬剤の影響：お茶、薬剤耐性ベンゾジアゼピン系抗不安薬のリバウンドなど

基礎疾患：疼痛、脳梗塞、腫瘍など

ハイリスク：シフト勤務、飲酒、旅行など

睡眠障害：睡眠無呼吸、飲酒、旅行など

図 4-5：睡眠障害の原因

うつ病のサイン②　リストカット・自傷行為

リストカットをした女性が来ました。「死にたい」と訴えています。正しい対応はどれでしょう？

①傷を縫って、「明日精神科へ行ってください」と言う、②うつ病のスクリーニングをする、③閉鎖療法できれいにする、④速攻で精神科を呼ぶ。選んでみてください（**図 4-6**）。

リストカットをした人に「私、死にたいんです……」と訴えられたら……？
①創縫合して「明日精神科へ行ってください」と言う？
②うつ病のスクリーニングをする？
③閉鎖療法できれいにする？
④速攻で精神科を呼ぶ？

図 4-6：リストカットへの対応

これも②のスクリーニングをしてほしいですね。リストカットというのは、むしろ生きていることや、自分の存在を確認するためにやっていて、本当に死にたいと思っていないことが多いです。つらいのを忘れるためにやっているので、「助けてほしい」というサインなのですよ。だから、むしろちゃんと介入してあげたほうがいいです。10%は本当に自殺して亡くなってしまいますので、無下に扱ってはいけません。

うつ病のスクリーニング

スクリーニングのとき、In sad cages（悲しい籠の中で）という覚え方があります（**図 4-7**）。趣味は楽しめているかどうかや、睡眠、食欲、落ち込み、集中力、精神運動興奮や精神運動低下、罪業妄想、無力感、エネルギー、自殺念慮の有無を確認し、これら９つのうち５つが２週間以上続いたらうつが疑われます。実際にはこんなに単純ではないのですが、スクリーニングとしては有用ですね。

❖Interest 興味・趣味
❖Sleep 睡眠
❖Appetite 食欲
❖Dysphoric mood 落ち込み
❖Concentration 集中力
❖Agitation/Retardation 精神運動興奮 / 低下
❖Guilty 罪業妄想、無力感
❖Energy エネルギー
❖Suicidal ideation 自殺念慮

5/9…≧ 2 週間持続

図 4-7：In sad cages

まず食欲については、食べないのも、食べすぎもストレスなのです。食欲の低下または増加が2週間以上持続して、ひと月に体重が3kg以上増えるか減るかするのもストレスの徴候です（**図 4-8**）。「ちゃんと食べられていますか」と聞くと、「おいしくないけれども食べている、無理をして食べている」と言う人もいますので、ご飯がおいしいか、楽しめているかと聞いてみましょう。「味がしない」「砂を噛んでいるみたい」「全然楽しくない」という答えの場合は要注意です。単に食べているかどうかを聞くのでは、片手落ちになります。

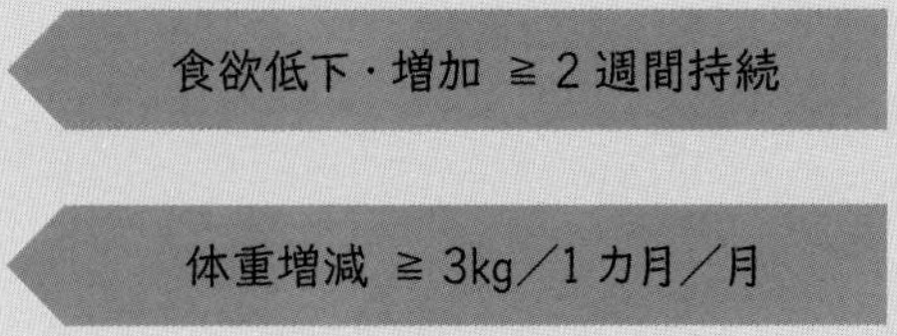

食欲低下・増加 ≧ 2 週間持続

体重増減 ≧ 3kg／1 カ月／月

図 4-8：うつ病のサインとなる食欲と体重の増減のめやす

次に、睡眠では、眠れない、中途覚醒、早朝覚醒が判断の基準になります（**図 4-9**）。ところが非定型うつ病では、「朝、目が覚めても鉛のように体が重くて起きられず、気が付いたら昼になっていた」という場合もあります。過眠もダメなんですね。ぐっすり眠れたか、睡眠ですっきりしたかを確認しましょう。単に睡眠時間を聞くだけでは、見逃すことになります。

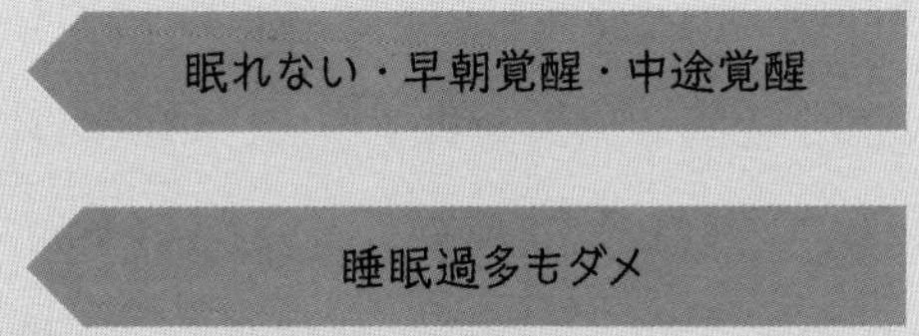

眠れない・早朝覚醒・中途覚醒

睡眠過多もダメ

図 4-9：睡眠異常

そして、「趣味を楽しめていない状態か」「落ち込んでいるか」、この2つの質問のどちらか1つでも当てはまったら、感度 96%、特異度 67%です（**図 4-10**）。スクリーニングにはこれが適しています。In sad cages の 9 項目を全部調べなくても、まずはこの 2 つだけでもいいでしょう。以前は楽しめていた趣味が全然楽しめない、全然行わなくなった場合と、落ち込むことがあるという場合に、In sad cagesの残りの項目を全部チェックすることにすれば、無駄な時間をかけずに済みますよね。

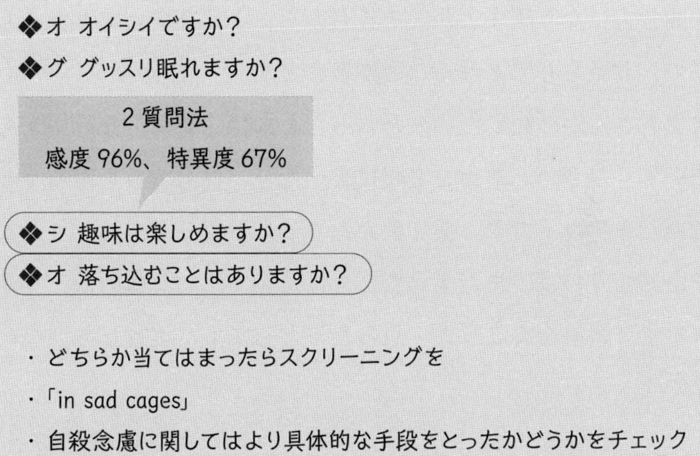

❖オ　オイシイですか？
❖グ　グッスリ眠れますか？

2質問法
感度96%、特異度67%

❖シ　趣味は楽しめますか？
❖オ　落ち込むことはありますか？

・どちらか当てはまったらスクリーニングを
・「in sad cages」
・自殺念慮に関してはより具体的な手段をとったかどうかをチェック

図4-10：「趣味は楽しめているか？」「落ち込んでいるか？」

自殺念慮についての問いかけ

自殺念慮について問診するときに、直接的に聞いてしまう人がいるのですが、「死にたいですか？」なんて聞くのはデリカシーがなさすぎですよ。「こんなことがあったらいけないので聞くのですが、死んでしまいたいと思うぐらいつらい目に遭ったことはありますか？」と聞くと、「はい」と言いやすくなります。「こんなことがあったら、いけないのですが」と枕詞を使いましょう。

また、段階的に聞くのも一つの手です。「こんなことがあったらいけないのですが、本当につらくてたまらないとき、消えてしまいたいと思うことはありますか？」といった感じです。「消えてしまいたい」という言葉から入ります。「“つらくて消えてしまいたい”と感じたり、つらくてたまらないとき、こんなことがあったらいけないのだけれども、“死にたい”と思いますか」と繋げます。この二段階の攻め方は何となく人間的な聞き方になりますよね。そうしたら、よくぞ聞いてくれましたという形で、お話ししてくれることが多いです。

次に患者さんが「死にたい」と言ったときに、具体的な計画があったかを聞いてください。遺書を実際に書いたり、ひもで首を吊ろうとしたりしていたらアウトです。薬を飲んだりリストカットをしたりしようとしていたというのは、まだ大したことはないです。具体的かどうかが一番大事です。遺書を書こうと“思った”としても、実行していないならセーフです。

◯ 再発率の高い人を予測する

再発予測については、いろいろな教科書に書いてあります。SAD PERSONSといい、男性、高齢者または思春期、独り暮らしの人、うつ病や自殺企図の既往、精神科通院中、アルコール乱用、幻想や妄想を持っている人、社会的援助が欠如している人などは危険性が高いとされています（**図4-11**）。しかし、エビデンスはいまいちなのです。「うつ病患者は衝動的に死ぬことがあるので、これではなかなか分からない」、ともいわれますね。

低リスク（帰宅可）★≦４点、◆≦５点

再発予測

			★	◆
S	Sex	男性は既遂自殺のリスク	1	1
A	Age	高齢者、思春期はハイリスク	1	1
D	Depression	うつ病。絶望感が強い	1	2
P	Previous attempt/Psychiatric care	自殺企図の既往。精神科通院中	1	1
E	Ethanol use	アルコール・薬物乱用	1	1
R	Rational thinking loss	合理的思考の欠如。幻想や妄想	1	2
S	Social support deficit	社会的援助の欠如。援助されないという思い込み	1	1
O	Organized plan	具体的な自殺手段の想定、強い意志	1	2
N	No spouse	配偶者の欠如：別居、離婚、死別、未婚	1	1
S	Sickness	病気。特に慢性消耗性疾患	1	2

図 4-11：SAD PERSONS による再発予測

「頑張れ」は禁句

本当に心のエネルギーが足りないときに、「頑張れ」と言ってはいけません。「これ以上、何を頑張るのですか」という気持ちにさせてしまい、心的負担が増して反治療的です。案外、家族が「頑張れ」と言ってしまっていることが多いです。ご家族も交えて、「頑張れ」と言わず、「元気がないときは、エネルギーがたまるまで休むのが一番いいのだ」と説明してください。

「死んではいけない」と言うのも命令形なので、ダメなのです。「死ぬな」と言われると、つらい心情を話せない、「私の話は聞きたくないんだな」という気持ちになってしまいます。患者さんにいっぱい話をさせて、自分の中に答えを導き出してもらうことがすごく大事ですね。患者さんに「死にたい」と言われたら、「死にたいと思うぐらいつらかったんですね」と受け止めます。「つらいと死にたいですよね」と死ぬことを肯定してはいけません。「生きろ」と命令するのもダメです。「私はあなたに生きてほしい」という言い方はオーケーです。「自殺したい」「つらい」という気持ちに共感はするけれども、死ぬという手段には共感や肯定をしない、というのが肝心です。

死なずにいる気持ちvs死にたい気持ち

なぜうつ病の人が救急外来にいるのかと思ったら、「死にたい気持ちと死なずにいる気持ちのバランスがうまく保たれていないから、助けを求めてきている」と考えてください。本当に死にたかったら病院には来ないです。運ばれてくるときは、もう亡くなっていることが多いです。

自殺はあくまでも「つらさから脱する」ための手段であり、目的になってはいけません。「どうやったら、このつらい気持ちをやりすごすことができるのか」「自殺以外の方法はないのか」という会話に持っていくことが大事です。そして、その答えは患者さんの中にあります。そして、相手の立場に立った、リフレージングという手法を使うのがよいでしょう。相手の言っている言葉を繰り返してオウム返しをします。心の鏡と言って、客観視を促し、自分で考えてもらいます。客観的に見えれば、自分の中に答えが見えてきます。そうして理解を深めていきます。「私もこうだった」などと自分の体験を話し出すのは絶対にやめてください。同じつらさではないからです。相手の話を中心に進めます。

休息を指示しましょう

まずはとにかく休むことです。元気がなかったら、休むのが一番。そして朝の運動は非常に効果的です。朝30分の運動をすると、分岐鎖アミノ酸がたくさん使われ、芳香族アミノ酸が余ります。これが脳に入ると、「幸せホルモン」と呼ばれるセロトニンになるのです。

現在、うつ病の治療にはセロトニンを増やすSSRI（選択的セロトニン再取り込み阻害薬）という薬が処方されます。しかし、「SSRIを飲んだ群」と「運動をした群」で、治療効果は変わらないんです。軽症から中等症なら、薬を飲まなくても、運動でよくなってきます。朝日を浴びることが大事です。「光療法」といって、光を当てる治療もありますよ。

うつ病のときにしてはいけないこと

重大な決断は絶対、先送りさせましょう。病気になって、会話や仕事ができないから退職しようと考える人が多いのですが、退職といった重大な決断は先送りしてもらってください。一度退職してしまったら復職できないのですから。重大な決断より治療を優先するよう伝えます（**図4-12**）。

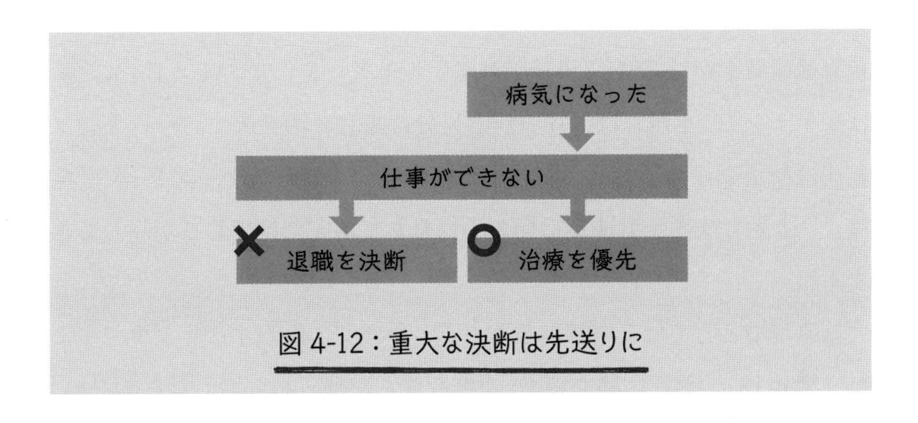

図4-12：重大な決断は先送りに

ほかにも、うつ病のときに飲酒するとどんどん悪化するので、お酒はダメです。

うつ病の人は本当にまじめなのです。何かを「すべきである」と背負い込んだり、非常に周りの人に気を使ったりする人が多いです。だから、「自分は正しく生きたい」と思って、行き詰まってしまうことが多いのです。なので「死なないでね」と言われると「私が死んだら、看護師さん、お医者さんに迷惑をかける」と考えて自殺の抑止力になると言われています。ただし、突発的に自殺してしまうことが多いので、なかなか予測はつかないのです。自殺は発作的に起こるのです。

握手をしたときの握り返す力が弱い人は要注意です。言葉では「もう死んだりしません」「そんなことはしません」と言っていても、全然生きる気力がないのです。とにかく休ませる、というのが大事です。残念ながら、うつ病のいい治療が今のところないんですよね。薬が効くのは約４割です。エネルギーが復活するまでは、待つしかないです。

お互い様の精神

本当はうつ病ではないのに、うつ病の薬を飲まされていることがあります。うつ病と誤診される疾患を、ぜひ知っておいてください。特に甲状腺機能低下症はTSH（甲状腺刺激ホルモン）を、ビタミンB_{12}欠乏症はビタミンB_{12}を測れば、うつ病と見分けられ、治せます。パーキンソン病はなかなか治りませんが、甲状腺機能低下症とビタミンB_{12}欠乏症はサッと治ります。水頭症は頭の手術をして治すだけでしっかりしてきますね。

救急現場としては、精神科ときちんとつなぐことがすごく大事ですよね（**図4-13**）。お互い様なので、「患者さんが酔っ払っていたら診ない」

とか、「その気がない人は診ない」とは言わず、ちゃんと救急を使ってうまく介入したほうがいいです。実際、なかなか時間が取れない、というのは分かるのですが、「うちではない」と断ったら連携はうまくいきません。統合失調症＋悪性症候群であったり、神経性食思不振症＋高度脱水であったり、うつ病＋薬物中毒であったりしますので、いろいろな科が協力して診ていく必要がありますね（**図 4-14**）。

お互い様の精神！
ERで精神科医の関わりを…！
❖「酔っぱらっていたら診ない」
❖「その気がない人は診ない」
}…なんて言わないで！
❖時間がなかなかとれない
❖精神科医も夜中は勘弁…
}…なんて問題もあるけれど…
それでも
❖ERは自殺やアルコール問題介入のチャンス！
❖当直医も介入できる教育を！

図 4-13：ERと精神科の連携

❖統合失調症+悪性症候群
❖神経性食思不振症+高度脱水
❖うつ病+薬物中毒

図 4-14：いろいろな原因が関係している

うつ病のパターン

他の病気と同じで、うつ病も治療でよくなりますので、ちゃんと治療をすることを推奨します。うつは心の病気ではなく、ホルモンの異常です。うつ病の人がなぜ自殺をするかというと、自分のことを嫌いになるからですよね。一番だめなのは自分のことを嫌いになることです。

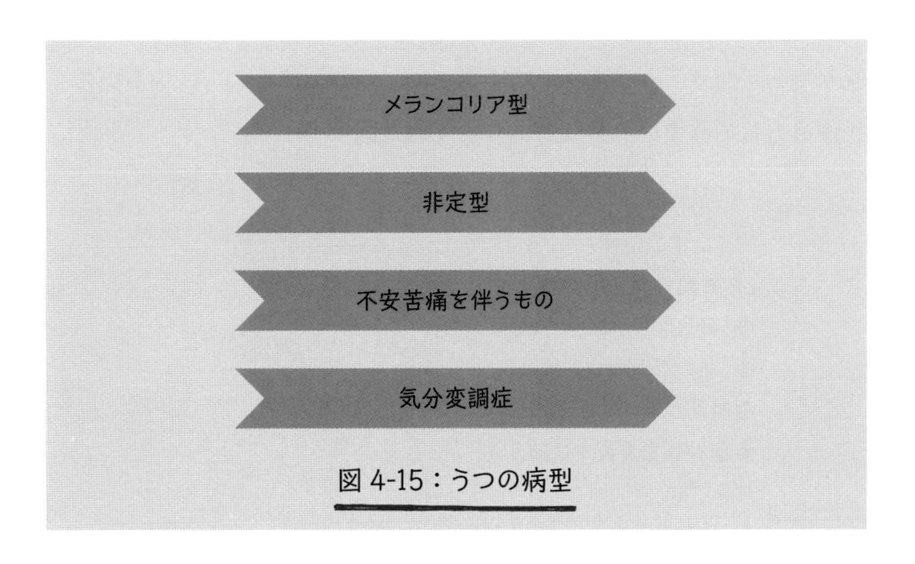

図 4-15：うつの病型

うつ病は、メランコリア型、非定型、不安苦痛を伴うもの、気分変調症、と分類されています（**図 4-15**）。皆さんがよく知っているのはメランコリア型ですね。非定型は太るし、寝過ぎる、治りにくいパターンですよね。

ほかに仮面うつ病というものもあり、高齢者に増えてきていますね。慢性疾患を持っていたり、配偶者に先立たれたりして起こります。頭痛、肩凝りなどのいろいろな症状が出てきます。また、60 代の女性でうつっぽくなっている人に多いのが、夫が定年して、毎日家にいるようになったことが原因のものですね。結構“夫源病”は多いですからね。

仮面うつ病の人は、自分はうつ病なのでやさしくしてくれと言いながら、海外にでも遊びに行ってしまいます。遊びに行く元気がないのがうつ病であって、真のうつ病患者は決して自分に甘くありません。

ホルモンの異常を治療する

うつ病はホルモンの異常が原因です。左前頭前野から幸せホルモンが出て、扁桃体から「体を守ろう」というホルモンが出るのですが、このつながりが悪いとうつ病になると言われています。幸せホルモンを出す左前頭前野の活動が低下して、不安が強くなる偏桃体の活動が強くなるのがうつ病の病態です。そのため経頭蓋磁気刺激法という治療では、右手が痙攣するぐらいの強さで毎日左前頭前野に磁場をかけるのです。いい場所にうまく磁場を当てると、本当にホルモンの流れがよくなるので、うつ病がよくなります。2週間かけると、手術室や検査室が色付いて見えるようになるそうです（うつ病の人は、色のコントラストへの感受性が低くなっており、世界が文字通り灰色っぽく見えます)。「買い物に行けるようになった」という結果もあります。ただ、これができるところは日本でも少なく、まだ研究段階です。

躁状態の有無に要注意

うつだけを診てもだめで、双極性障害といって躁病がかぶっている人もいます。躁があったかどうかを必ず診ないといけません（**図 4-16**)。躁状態のときは、日帰りで韓国まで焼き肉を食べに行ったり、通販で1日100万円使ったりすることがあります。こうした躁病の期間がある場合は、うつ病の治療ではダメなのです。かつて躁うつ病と呼ばれていた双極性障害は、うつの治療をすると、躁転化してしまってひどい目に遭いますから、躁転化は絶対させてはいけません。

うつだけ診ればいいの？--NOT

躁症状の有無もチェック…

- ❖Distractibility　思考がそれやすい
- ❖Indiscretion　無分別（豪遊、爆買い、性的逸脱）
- ❖Grandiosity　誇大妄想
- ❖Flight ideas　突飛な思考
- ❖Activity　目標指向性活動の増加
- ❖Sleep　睡眠減少
- ❖Talkativeness　多弁

躁≧1週間+うつ≧4日間

異常な高揚 / 誇大 / 過敏+≧上記3項目

図 4-16：躁症状のチェック項目（DIG FAST）

双極性障害で躁転化した場合、その後の落ち込みが激しすぎるのです。気分がすごく躁になると、その分、落ち込みも激しくなるのです。気分の変化を小さくするのが、双極性障害の大事な治療なのです。

図 4-17 を見てください。うつの期間と躁の期間を分かりやすくしました。躁の期間の3.5倍のうつ病期間があったら双極I型です。双極II型は難しくて、少し躁があったらうつがその38倍あります。この短い躁期間を見逃して、うつ病の治療だけをして躁転化してしまった、というのは、精神科の先生なら誰でも経験があると思います。「躁の話は一つも出ていなかったよ」ということもありますね。気分の変化を抑える治療をしないといけません。うつだけを治すと躁転化してしまいます。うつ病には抗うつ薬が、双極性障害には気分安定薬である炭酸リチウムが効きます（**図 4-18**）。

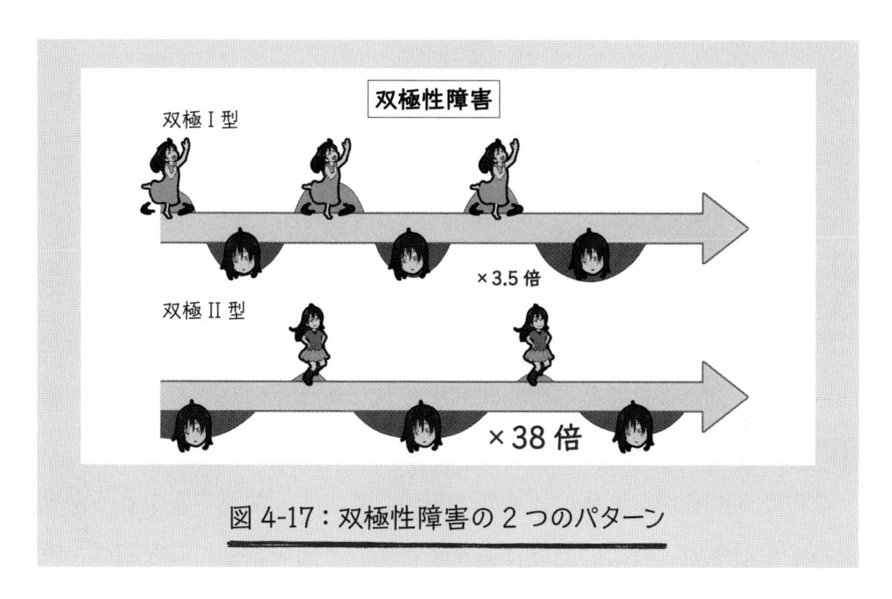

図 4-17：双極性障害の 2 つのパターン

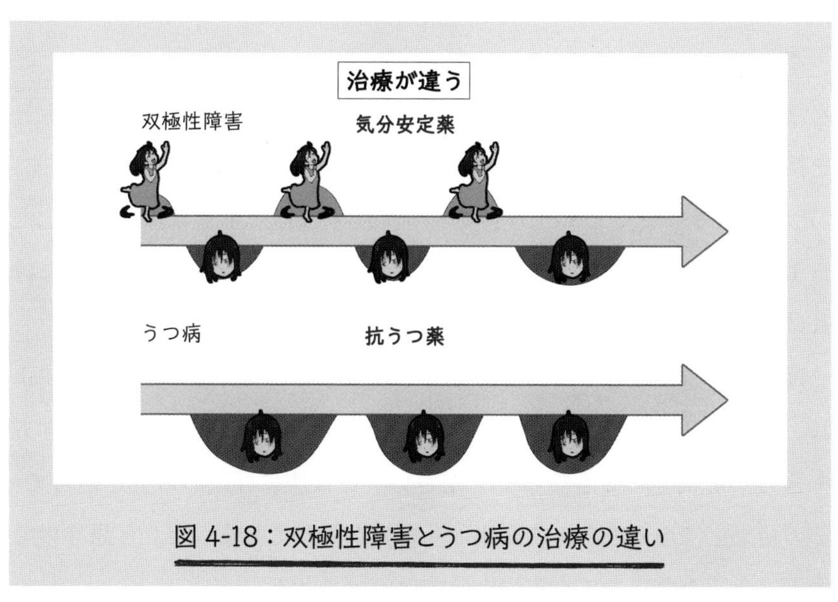

図 4-18：双極性障害とうつ病の治療の違い

②人間らしく、幸せな最期を迎えるには

人間は何歳で死んだらいいのか

92歳、高度認知症で3年間寝たきり、ここ6カ月で誤嚥性肺炎を4回も起こしている患者さんが心肺蘇生されながら運ばれてきました。要介護4や5の人が運ばれてくることはよくありますね。

このとき医者がご家族に「家族と相談して、すぐ治療するかどうかを決めてください。時間の猶与はありません」と聞いたら、ご家族は、決め切れなくて「じゃ、ぜ、全力で…」と言うのですね。

ここで家族の意見を聞いてはダメなのです。本人が元気なときに、どんな生き方をしたかったか、人間らしく生きるためにどういうポリシーを持っていたのか、本人の生き方や価値観を聞いておくことが大切です。「死に方」ではなく「生き方」ですよ。自分らしく生きるにはどうしたらよいのか、その人はどんな価値を持っていたのかを確認しておかなければなりません。

残される家族としては、どんな形でも生きていてほしいと思いますよね。しかし、家族の希望を聞いているわけではなく、患者本人の生き方をきちんと代弁してもらってください。ご家族に「決めろ」と迫って、その結果亡くなったら、ご家族は「自分が殺してしまった」と思うのですよ。そんな負担をご家族にかけてはいけません。

ちなみに、厚生労働省のガイドライン[3)]等では、代弁者は家族「等」となっています。なぜ「等」かというと、遠くの家族よりも一緒に住ん

でいる人や近所の人、友達のほうが大事ということもありますよね。介護者の意見を聞くのも大事です。

DNRとANDの違い

DNR（Do Not Resuscitate）とはどういう意味でしょう。これは、「心肺停止になったら蘇生しない」ということですので、「血圧が40mmHgやSpO_2が60%のときに治療しない」という意味ではありません。DNRという言葉は難しいのです。DNRを確認する際の「全てやれることをやってほしいですか」という言い方は冷たく感じますね。それを聞いた本人やご家族は、「治療を受けられないのだ」と思ってしまいます。

一方で、AND（Allow Natural Death）という言葉があります。もし、生きる力があったら、このまま点滴で頑張ればいいし、老衰だと思ったら天寿を全うしたということなので、「自然のまま、あるがままにしましょう」という意味です。「治療をしない」のではなく、「できることはして、つらい症状は取りましょう」ということです。「自分で息ができなくなったら人工呼吸器につながれたいか」、または「自分でできる限り息をして、ありのままにするか」、という言い方だと、本人もご家族も選択しやすくなりますね。「症状を楽にする方法はありますよ」と言われると、「病院に来てよかったな」と思えます。

DNRでなくて、ANDの視点で話をしましょう。この話し方の違いは非常に大事ですよね。

「事前にDNRと決めていたのに、どうして救急に来るんだ」と言うのはだめですよ。また、「そろそろ治療を中断する時期になりましたね」という言い方でも、「見捨てられた」と思いますよね。「つらい症状を取る方針に変えませんか」と確認を取りましょう。本人やご家族の気が変わったら、いつでも方針を変えていいのです。

以前、一度「透析を絶対しない」と言った人が、「つらくなったから透析をしてくれ」と方針を変えてほしがったのに、「いったん決めたから透析はしない」と、主治医が頑固に透析せず患者さんが亡くなったケースがあり、主治医は訴えられています。「気が変わったらいくら方針を変えてもいい」というのが、ACPの在り方です。患者さんの気持ちが変わったら、それを受け入れます。人間が決めることですので、気が変わることを前提に話をしないといけません。

例えば誤嚥性肺炎の場合、「寝たきりで、認知症もひどくて、肺炎を何度も繰り返すのであれば、抗菌薬は投与しなくてもいい」と『成人肺炎診療ガイドライン2017』[4]には既に書いてあります。今は終末期医療という言い方もしません。『人生の最終段階における医療・ケアの決定プロセスに関するガイドライン』[3]というものがあります。これは"人生会議"のことですね。みんなと何度も話し合いをすることが大事であり、本人をよく知る介護者が決めてもいいのです。その人を一番よく知っている人が、その人の価値観を重視することが大事なんですね。

遠くの親族にもケアが必要

遠くから来た親族が、方針に反対して揉めることがありますね。このことは、①カリフォルニアから来た娘症候群、②不思議の国のアリス症候群、③パリ症候群、さて、なんとよばれているでしょう（**図4-19**）。どれも実際にある言葉ですよ。

遠くから来る親族が…めんどくせぇ
①カリフォルニアから来た娘症候群？
②不思議の国のアリス症候群？
③パリ症候群？

図 4-19：遠くから来る親戚が治療方針に反対 !?

①の「カリフォルニアから来た娘症候群」という名がついているのです。疎遠な親族が終末期に口を出してくることですね。ちなみに、②「不思議の国のアリス症候群」は、てんかんや偏頭痛で物がゆがんで見えること、③「パリ症候群」はあこがれのパリで適応障害になっている日本人を指す言葉です。

九州で実際にあった例です。寝たきりの高齢者で、「終末期だからもうありのままにしようね」という方針で入院したら、遠くに住む娘が看護師長で、「うちの病院なら胃瘻を入れたり、中心静脈を入れたりと、もう少し粘れるよ」と言い始めます。それを聞いた長男が、「やはり全力で治療してください」と方針を変えてしまうのです。それで地元の病院から大きい病院に移動して、ICUで透析をしました。老衰で亡くなると、娘は「最初の病院が手を抜いたから亡くなったのだ。病院を訴える」と言い始めたのです。大変なことですね。

なぜ、遠くの親族はそんなことを言うのでしょうか。それは、「いつも面倒を見られなかった」という罪悪感が前面に出てくるからです。病状が悪いということが耳に入っていなかったことや、親族から疎外されていたという気持ちがあるんです。この2つが一番の原因だと言われています。ですから、医療者はその方と小まめにお話しするのがいいです。

親族の罪悪感を取るために、患者さんに不利益を被らせてはいけません。

罪悪感や疎外感が怒りの原因です。「何もしてあげられなかった」「そばにいてあげられなかった」「突然すぎて受け入れられない」「自分だけがそんな話を聞いてなかった」という親族の気持ちも分かってあげることが、医療者の大事な姿勢です。寄り添って話をして、患者さんにとって何か最適かを一緒に考えましょう。患者さん本人の希望や思いを中心に話を進めて、同時に親族の罪悪感も和らげる必要があります。

人生会議で事前指示書を作成しておく

もし人生会議で答えが決まらなければ、無理に決めなくていいのです。結論を急がず、小まめに話し合うことが推奨されています（**図 4-20**）。人が亡くなるとき、①急死、②心不全などで急速に悪くなる場合、③癌などで、意識や身体機能が急速に悪くなる場合、④老衰や認知症などで緩やかに悪くなって亡くなる場合があります（**図 4-21**）。「ポックリ死にたい」とよく言われますが、①は5%しかないので、なかなか珍しいことです。

“事前指示書”というのは、DNRよりANDの方針で決めていって、心肺蘇生はどうするか、栄養はどうするか、抗菌薬や昇圧薬はどうするか、と項目ごとに細かく決めていきます（**図 4-22**）。また、気持ちが変わったら内容を変更できます。これが大事で、変更可じゃないと誰も決められないですよね。

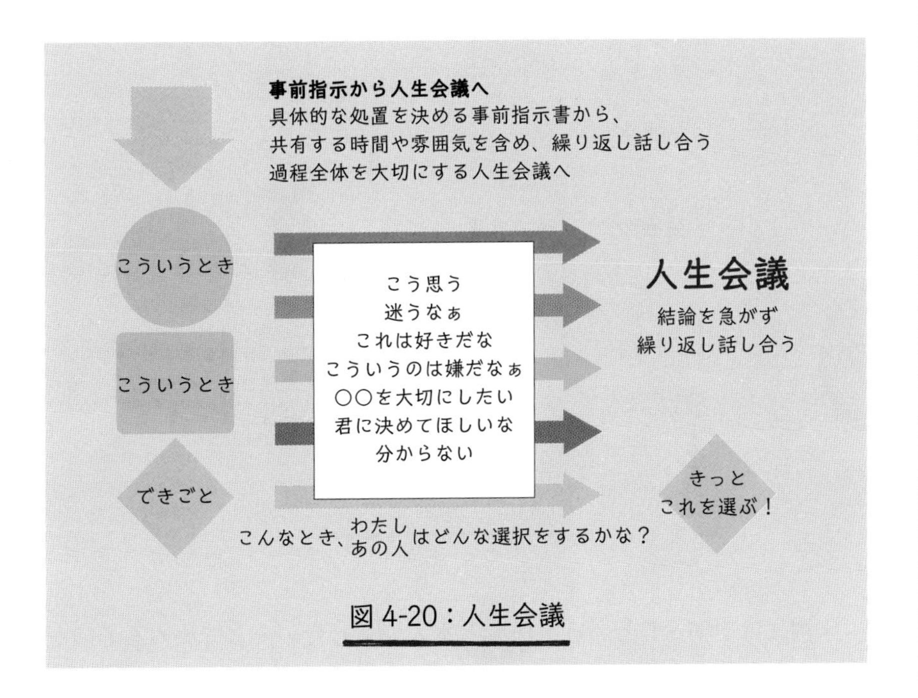

図 4-20：人生会議

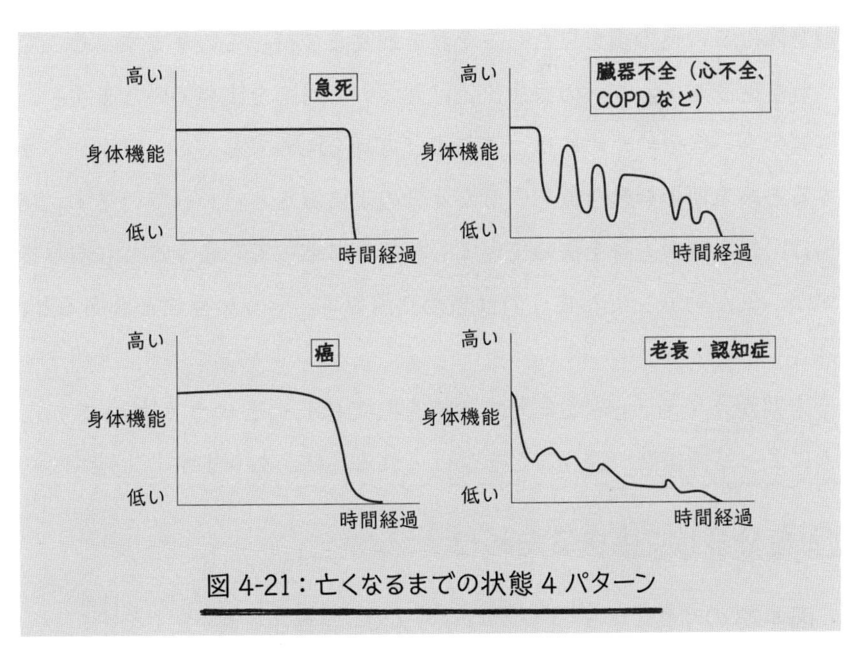

図 4-21：亡くなるまでの状態 4 パターン

心肺蘇生は？

栄養は？（点滴、胃瘻）

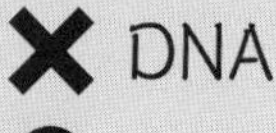

○ AND

薬は？（延命）

本人の意思は変化しうるもの

気が変わったら内容の変更可

図 4-22：事前指示書

米国にはPOLSTという、医者と本人で話し合いをして決めるものがあります。目立つピンクの用紙で、冷蔵庫の前などに貼っておきます。救急隊はこの色の紙を見たら、それを病院まで持っていきます。そこでこれを確認して、本人の意思決定に基づいて対応を決めていきます。

質の高い医療のためには、きちんと方針を決めておくことです。そうすると終末期の無駄な救急受診が4分の1に減ると言われています。16%は、終末期の方針を決めていても救急車に乗ってしまうこともありますが、気が動転してしまうのは当たり前です。そういうこともあると、許容しましょう。

末期がんでも、6%は全力で治療をしてほしいという人がいます[5)]。人によって価値観が違うことを受け入れる必要があります。

自分らしく生きるために

図 4-23 の写真に写っているのは私の父で、誤嚥性肺炎で亡くなりました。

父は「絶対、寝たきりや入院は嫌だ」と言っていたのですが、誤嚥性肺炎で入院を繰り返して、本当に寝たきりになってしまいました。結構しっかりした父だったのですが、生きる屍みたいになってしまいました。私の顔を見るたびに「帰りたい」と言っていたのですが、次第に会話もできなくなりました。父は、「こういう姿だけは見せたくない」といつも言っていたので、これは息子としてはダメなエゴでしたね。

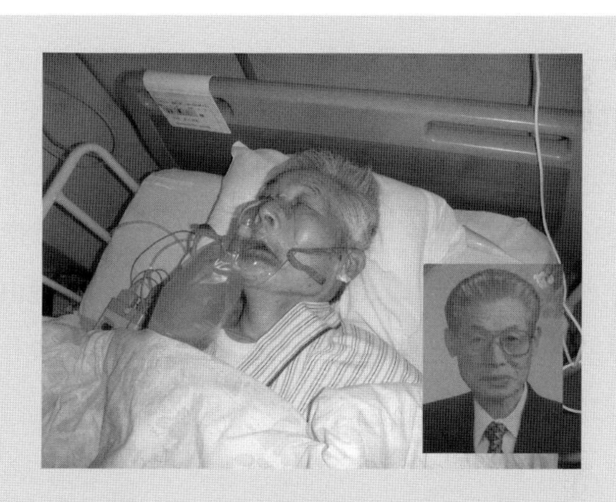

図 4-23：よりよく生きるための選択

しかし、ここで僕が「治療はいりません」と決めると、僕の判断で死を選択することになりますよね。非常に悩んだのですが、父が衰弱する様子と父の希望を踏みにじるのがつらくて、家へ連れて帰ったのです。すると、それまでぐったりしていた父が、自分の部屋のいつものベッドでいつもの天井を見た瞬間に動き始めたのです。OK サインを出して喜んでくれたのです。「よほど帰りたかったのだね、3カ月も病室に押し込んでごめんね」と言いました。父はとても喜んでプリンを食べたんです。もしかしたら元気になるかもしれないと思って、2つめのプリンを食べさせたら、誤嚥をして、SpO_2 が50％になって、このまま亡くなってしまうかと思いましたね。それまで寝たきりで全然動けなかったのに、家に帰った途端、とても喜んでいたのです。「家」の力は偉大です。

結局、父は何度も「ありがとう」と言い、母はそれを聞きながら、ご近所や娘について他愛もない話をしていました。会話が成り立っているのが不思議でたまらなかったのですが、それが夫婦かなと思いましたね。父は２日間「ありがとう」と言い続けて、３日目から昏睡状態になり、５日目に亡くなりました。人間は飲み食いをしないと、１週間で亡くなります。家に連れて帰ったとき、母は「私は何もできない」と言いましたが、父のピースサインやオーケーサインを見て、「家に連れて帰ってよかったな」と思いました。でも、「父の死を決めたのは僕かな」という気持ちは、やはりぬぐえずにありました。家に帰った理由は、死ぬためではなく、父らしく生きるためだ、というふうに考えました。父らしく最期を迎えられてよかったなと思っています。

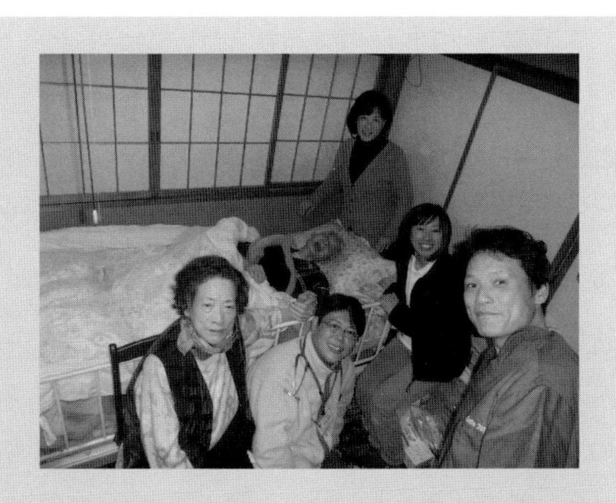

図 4-24：自宅に帰り、家族と主治医の先生に囲まれる父の写真

そのときの主治医だった在宅の紅谷先生と一緒に写真（**図 4-24**）を撮って、この５日後に亡くなりました。

話し合いの基準

臨床倫理の四分割表というものがあり、話し合いをするときに医学的な側面だけでなく、患者さんや家族の意思、QOL、そして周囲の状況に基づいて話し合います（**図 4-25**）。周囲の状況というのは、経済事情や、法に触れないかどうかという点ですね。これらを４つの表に分けて書いておくといいですね。表を埋めていって、小まめに話し合いをすると、本人の生きる価値が決めやすいと言われています。

医学論文では生命予後を延ばすかどうかばかりが研究されていて、幸せかどうかというのを調べていないのですよね。そのあたりをきちんと研究しようという流れも、今は出てきています。これで僕のセッションは終わります。

医学的	患者の意思
医学的問題点 治療目標 患者に恩恵？	患者の判断能力・希望 共有意思決定 事前の意思表示 代理決定者
QOL（幸福）	**周囲の状況**
QOL(身体、心理、社会、精神的) 患者にとって最善は(× 偏見) QOL 因子？ 無益性	家族・医療関係者等の問題 法律、慣習 、宗教上の問題 守秘義務、経済的問題 診療形態など

図 4-25：臨床倫理の四分割表

引用・参考文献

1）学校法人慶應義塾．平成22年度厚生労働省障害者福祉総合推進事業補助金「精神疾患の社会的コストの推計」事業実績報告書．2011.
https://www.mhlw.go.jp/bunya/shougaihoken/cyousajigyou/dl/seikabutsu30-2.pdf（2023年6月閲覧）

2）警察庁．平成19年中における自殺の概要資料.

3）厚生労働省．人生の最終段階における医療・ケアの決定プロセスに関するガイドライン．2018. https://www.mhlw.go.jp/file/06-Seisakujouhou-10800000-Iseikyoku/0000197721.pdf（2023年6月閲覧）

4）日本呼吸器学会．成人肺炎診療ガイドライン2017.
https://www.jrs.or.jp/publication/jrs_guidelines/20170102165846.html（2023年6月閲覧）

5）Pe draza, S.L. et al. Association of Physician Orders for Life-Sustaining Treatment Form Use With End-of-Life Care Quality Metrics in Patients With Cancer. J Oncol Pract. 13（10), 2017, e881-e888.

5時間目

ゲゲェ！血、血だぁ！あたふたしない！まかせなさい！

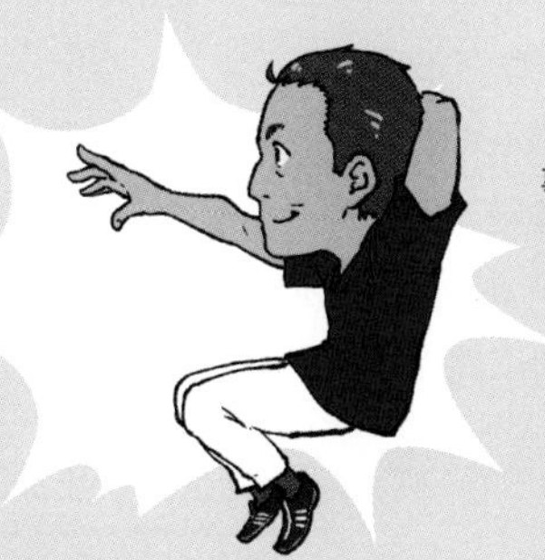

八戸市立市民病院
事業管理者（CEO）
今 明秀

①あるある！　病棟急変その1：血を吐いた

吐血か下血かでおよその出血位置がわかる

5時間目「ゲゲェ！　血、血だぁ！　あたふたしない！　まかせなさい！」は今 明秀が担当いたします。消化管出血では、吐血だけではなく、下血する場合もあります（**図5-1**）。口から血を吐くのが吐血で、肛門から血が出るのが下血ですね。吐血があったら、食道、胃、十二指腸が原因です。食道、胃に原因がある場合は吐血だけではなく下血する場合もあります。出血が少量の場合は下血のみです。口からドバッと吐血するのは、出血量が多いときで、ジワッと少しずつ出ているときは下血となる場合が多いです。

- ❖口から血を吐くのが吐血
- ❖肛門から血が出るのが下血
- ❖吐血があったら食道、胃、十二指腸出血
- ❖原因が食道、胃にある場合は、吐血と下血の両方ありえる
- ❖出血が少量の場合（50mL 以下）は下血のみ
- ❖十二指腸以遠から肛門までに原因がある場合は下血

図 5-1：吐血と下血

十二指腸から肛門までの間に原因があると、下血になります。大腸や小腸から出血するときは、上から出ることはないのです。消化管出血で

は、このように吐血と下血に分けて考えて、原因となっている場所についておよその検討をつけます。

黒色便か鮮血便かでもおよその出血位置が分かる

吐血か下血かに加えて、黒い便か鮮紅色の赤い便かでも、出血の場所がわかります（**図 5-2**）。黒い便はタール便とよびます。吐血または黒い便だと、上部消化管出血、胃、十二指腸潰瘍、もしくは胃がんなどの可能性があります。なぜ黒い便が出るかというと、血と胃液とかが混ざって、ずっと下りていくうちに黒くなるからです。

❖吐血または黒色便（タール便）
上部消化管出血
（胃、十二指腸潰瘍、胃がん）
❖鮮血便
下部消化管出血
（小腸、大腸憩室、大腸がん）

出血量が多い場合、上部消化管出血でも鮮血便を呈する

図 5-2：黒色便と鮮血便

真っ赤な便は、下部消化管出血です。出血が小腸、大腸を通り、胃液と混ざらずに出るので真っ赤になります。血液が胃の中で十分に胃液と混ざってから出るか、ほぼ混ざらないで大腸から出るかで色が変わるということですね。お尻から出ている血の色を見て、黒かったら胃かな、真っ赤だったら大腸かな、と考えるわけです。

また、出血量が多い上部消化管出血でも、鮮血便を呈することがあり

ます。胃から血液がたくさん出ていると、胃液と混ざる前に下から出てしまうためです。

なぜ吐血が黒くなるのか

吐血の際も、胃酸による血液の変化で、赤い血液が茶色や黒っぽくなります。食道、胃からの出血速度が遅いと、血液が胃の中に貯留して胃液と混ざるためです（**図5-3**）。この黒くなったものを“コーヒー残渣”といいます。

- ❖コーヒー残渣様物
  - ❖胃酸による血液の変化による
  - ❖食道、胃からの出血速度が遅く、一定時間、胃内に貯留したから
- ❖新鮮血吐血
  - ❖食道、胃、時に十二指腸の大量の活動性出血

図5-3：吐血が黒くなる理由

新鮮血の吐血は、食道、胃、時に十二指腸の出血が原因です。食道や胃から血液がたくさん出るので、胃液と混ざらないのです。十二指腸から出る場合も胃液と混ざりません。吐血の色で量とスピード、それからおよその出血位置が推定できます。

潰瘍性出血か食道静脈瘤性出血か

図5-4の左は胃潰瘍や十二指腸からの出血です。右は食道静脈瘤からの出血です。食道静脈瘤には、門脈からの血液のバイパスがつながって

います。例えば肝硬変で肝臓が硬くなってしまっていて、門脈からの血液が肝臓に流れにくくなると、門脈の流れが悪くなるので、バイパスのほうに血液がたくさん入ります。バイパスに血液がたくさん入ると、その先の食道の静脈が腫れてしまいます。これが食道静脈瘤です。

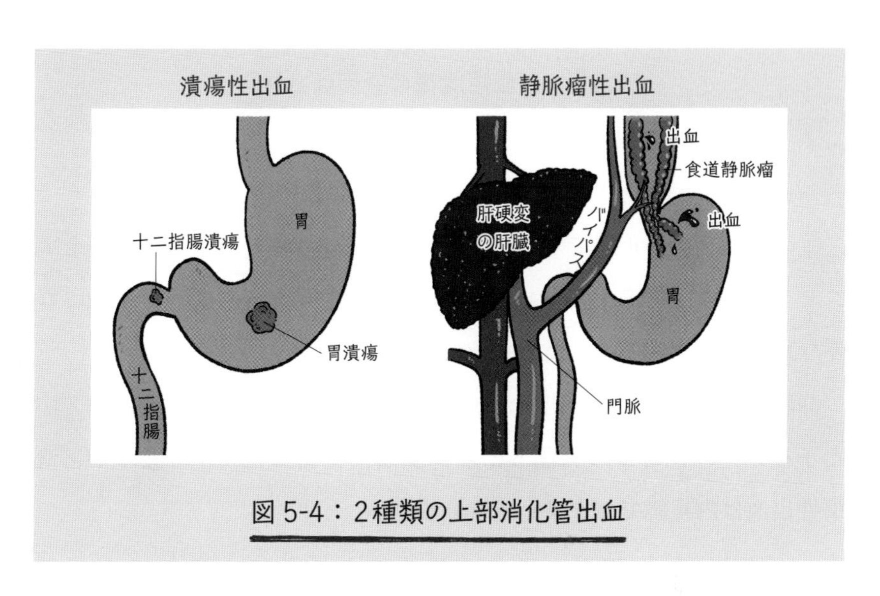

図 5-4：2種類の上部消化管出血

つまり食道静脈瘤が腫れていることは、肝硬変があり、門脈の流れが悪いということです。門脈の流れが悪いというのを、もう少し医学的に言うと、「門脈の圧が高い」ということです。「門脈を流れる血液の圧が高い」ということは、「バイパスにも高い圧が来ている」ということで、つまり「食道静脈にも高い圧が来ている」ということです。だから、簡単に食道静脈に瘤ができてしまいます。つまり肝硬変があると、食道静脈瘤が破裂します。食道静脈瘤がある人の診察は、実は肝硬変の診察なのです。

出血性潰瘍の原因

出血性潰瘍の原因となるのはなんでしょう（**図 5-5**）？　①ピロリ菌、

②ビフィズス菌、③ヘリコプター菌のどれでしょうか。

①ピロリ菌？
②ビフィズス菌？
③ヘリコプター菌？

図 5-5：出血性潰瘍の原因はどれ？

①のピロリ菌が正解です。成因はヘリコバクター・ピロリ菌感染とアスピリンを含むNSAIDsの2つです。NSAIDsは痛み止めですね。ロキソニン®とボルタレン®などもその一種です。

静脈瘤性出血か潰瘍性出血かが問題です。なぜなら内視鏡の治療方法と予後が違うためです（**図 5-6**）。静脈瘤性出血は死に至りますが、潰瘍性出血は内視鏡でピタリと止まります。

❖内視鏡的止血の方法、予後が異なる
❖内視鏡検査に先立って、どちらかを予測する
❖静脈瘤性出血予想
✓肝硬変や静脈瘤性出血の既往
✓アルコール多飲の既往
✓腹水の存在、血小板数低値、血清ビリルビン高値、PT-INR 高値
❖潰瘍性出血予想
✓抗血小板薬や抗凝固薬

図 5-6：静脈瘤性出血か潰瘍性出血かで、治療法と予後が異なる

内視鏡検査に先立って、どちらの出血かの予測が必要です。なぜなら

静脈瘤性出血と潰瘍性出血で、内視鏡での止め方が異なるためです。

静脈瘤性出血を予想する方法が、先ほどの肝硬変です。肝硬変＝食道静脈瘤性出血なので、肝硬変を探すと食道静脈瘤を予想できます。また、食道静脈瘤性出血の既往とアルコール多飲の既往を確認してください。肝硬変とアルコールはすごく関係がありますね。だから、アルコール多飲の場合、食道静脈瘤の可能性が高いですね。

さらに、腹水の存在、血小板数低値、血清ビリルビン高値、PT-INRを確認しましょう。PT-INRは出血凝固の検査です。これらの結果がよくないのが肝硬変の症状です。肝硬変に関係するものがあったら、食道静脈性瘤出血を疑います。

潰瘍性出血を疑うのは、抗血小板薬や抗凝固薬を服用している場合です。例えば抗血小板剤（バイアスピリン®などのアスピリン）は、動脈硬化による脳梗塞や心筋梗塞の人がよく飲む薬です。抗凝固薬はワルファリンが有名です。このような薬を飲んでいたら、潰瘍性出血を疑います。

既往歴と出血状態から出血位置を見極めてみよう

60代男性、C型肝炎による肝硬変で入院している例です（**図5-7**）。めまいと黒色便が出現してナースコール。既往歴にアルコール依存と、1年半前の食道静脈瘤による消化管出血があります。アルコール依存があるので食道静脈瘤かな…静脈瘤出血の既往があるから、黒色便の原因は静脈瘤かな…と、考えていきます。

症例1：消化器内科病棟
60代の男性、C型肝炎による肝硬変。

❖めまいと黒色便にてナースコール。
❖既往歴にアルコール依存症と、1年半前の食道静脈瘤による消化管出血がある。
❖意識清明、血圧92/70 mmHg、心拍数108回/分、腹水

①静脈瘤性出血？
②潰瘍性出血？

図5-7：症例1　潰瘍性出血か静脈瘤性出血か？

意識清明、血圧92/70mmHg、収縮期92 mmHgだから少し低めです。成人で90 mmHg以下だと低いですが、92 mmHgだと少し低めぐらいです。心拍数は108回／分と速いです。2時間目で、「心拍数は収縮期血圧と比べよう」と解説しましたね。血圧と比べて心拍数ははやいですね。腹水があります。この患者さんは、①静脈瘤性出血、②潰瘍性出血のどちらでしょう？ はい、①静脈瘤性出血ですね。

このように、静脈瘤性出血と潰瘍性出血を、吐血と下血の状態によって見分けることは、病歴が確認できれば案外簡単なのです。

図5-8は内視鏡で食道を見たものです。この向こうが胃袋です。このようにボコボコした壁の間を血液が流れています。これが食道静脈瘤と食道静脈瘤の破裂による出血です。

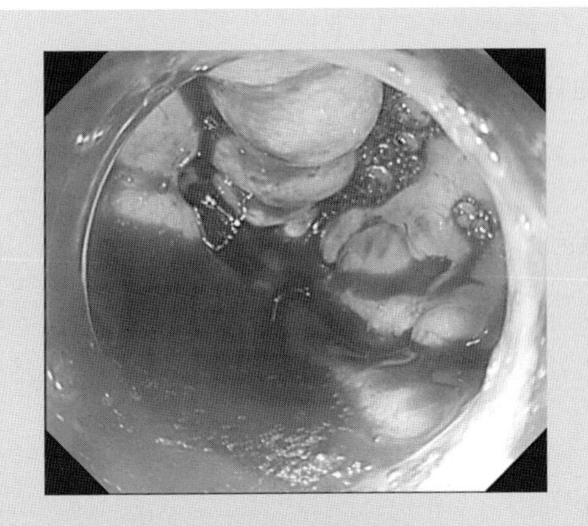

図 5-8：食道静脈瘤破裂

服薬からも出血位置の予測ができる

70 代男性が、内科病棟に脳梗塞で入院中です（**図 5-9**）。黒色便あり、トイレからナースコールがありました。心房細動と脳梗塞でワルファリンを飲んでいます。

なぜ、心房細動でワルファリンを飲むのでしょうか。心房細動になると、心臓の中に血栓ができやすくなります。心拍リズムの不整のすきを狙って、血の塊ができやすくなります。血液が渦を巻いて止まったり、あっちにぶつかったりする間に血栓ができてしまうのです。その血栓が脳に飛ぶと脳梗塞になります。ワルファリンを飲んで血の塊ができないようにするのが、脳梗塞の治療であり、脳梗塞の予防です。脳塞栓は、脳梗塞の一種です。脳梗塞は大きく分けると、「脳塞栓といって、心臓から血栓がポンと飛ぶもの」と、「脳の動脈が動脈硬化でだんだんと細くなって詰まるパターン」の2つがあります。ということで、この患者さんはワルファリンを飲んでいました。

意識清明、血圧は80/60mmHgと低いです。心拍数108回／分と速く、冷や汗をかいています。朝のHb（ヘモグロビン濃度）は10g/dLでした。さて、この人は①潰瘍性出血、②静脈瘤性出血のどちらですか？

症例2：内科病棟
70代男性、脳梗塞で入院中。

❖黒色便があり、トイレからナースコール。
❖心房細動と脳塞栓でワルファリンを内服
意識清明、血圧80/60 mmHg、心拍数108回/分、冷や汗、朝のHbは10g/dLだった。

①潰瘍性出血？
②静脈瘤性出血？

図5-9：症例2　潰瘍性出血か静脈瘤性出血か？

この患者さんは①の潰瘍性出血です。ワルファリンを飲んでいるのがヒントです。**図5-10**を見ると、出血箇所は明らかですね。

○ 血液量不足の評価と初期対応

潰瘍性出血でも静脈瘤性出血でも、出血をすると血液量が足りなくなり、脱水になります。その初期対応について解説します（**図5-11**）。

緊急性を要するポイントは3つ。心拍数100回／分以上、収縮期血圧100mmHg以下、そして臥位から起立した際の心拍数20回／分以上の増加です。

吐血や下血がある人は、だいたいベッドで寝ているので、まず観察し

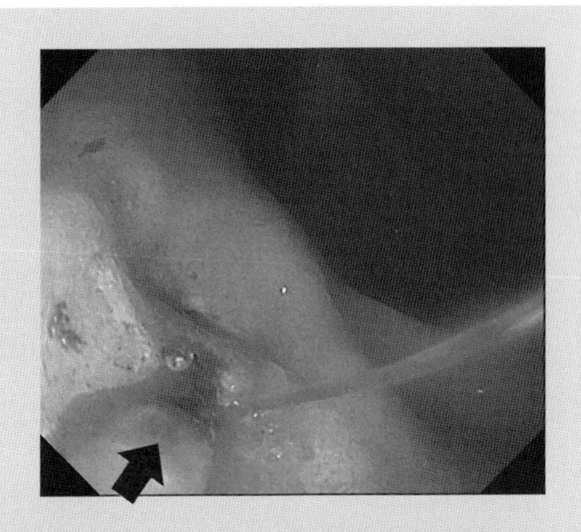

図 5-10：胃潰瘍出血の様子

(1) 心拍数≧ 100 回／分
(2) 収縮期血圧≦ 100 mmHg
(3) 臥位から起立した際の心拍数 20 回／分以上の増加もしくは収縮期血圧 20 mmHg 以上の低下

ボリュームロスが認められたら、すぐに輸液・輸血を開始する。

図 5-11：緊急性を要するポイント

ますね。血圧や脈を測って、顔色はどうか、点滴は大丈夫かなというのを、寝かせたままやりますよね。そこで血圧や脈に問題がなくても安心するのは早いですよ。「ちょっと立ってみましょうか」もしくは「座ってみましょうか」と患者さんを起こしましょう。そのときに心拍数が20 回／分以上上がるか、もしくは収縮期血圧が 20mmHg 以上低下すると、危険のサインです。寝ていると気付きませんから、座らせたり、立たせたりしてみましょう。ボリュームロスが認められたら、すぐに輸液・輸血です。

胃洗浄って意味あるの？

「血を吐いたので胃洗浄をしましょう」「血を吐いたかどうかわからないので胃洗浄をしてみましょうか」などと言われることがあります。方法は様々ですが、胃の中に管を入れて洗います。胃の中を洗って、洗浄液が赤かったら血を吐いているし、赤くなかったら出血はないですね、と診断的に行われることが昔はよくありました。

胃洗浄をするとハイリスク消化管出血の15%が赤くなります。しかし胃から血が出ていても、胃洗浄で赤くならないことがあります（**図5-12**）。つまり、あてにならないということです。さすがに胃洗浄をして赤かったら出血は確定なのですが、胃洗浄で赤くならなくても出血していることはあります。

胃洗浄は今ではもうやらなくなりました。以前は鼻から管を入れて洗浄して、「赤くないから胃ではなくて心臓病じゃないのかな」ということをよくやりましたが、胃洗浄では胃の出血をあてることはできません。

❖胃洗浄を行っても，ハイリスク消化管出血の15%は血液もしくはコーヒー様残渣を認めない

図5-12：出血があっても赤くならないこともある

Rockallスコアによる吐血重症度の判定

Rockallスコアとは、吐血をした患者さんの重症度を把握するための点数です[1]（**図5-13**）。簡単に言うと、年齢と、ショックがあるか、腎

臓・肝臓・心臓の病気の合併症があるか。この3つだけです。

危険因子	0点	1点	2点	3点
年齢	60歳未満	60〜79歳	80歳以上	
ショック	正常	頻脈	血圧低下	
併存疾患			心不全	腎不全、 肝不全

合計点数	1	2	3	4	5	6	7
死亡率	0%	3%	6.1%	21%	35%	61%	75%

2点以下、内視鏡的止血不要、輸血不要

図5-13：Rockallスコア[1)]

例えば、80歳以上の患者さんで、血圧が下がっていて、心臓の悪い人だったら、2、2、2で6点がつきます。6点だと死亡率が61%です。患者さんが60歳未満、バイタルもよくて、心臓病もないと0点なので、死亡率は0%になります。

このように年齢とショックと心臓・腎臓・肝臓病の有無で点数をつけて死亡率を推定するのがRockallスコアです。

これで死亡率が高い場合は緊急内視鏡をして、死亡率が低い場合は緊急でないので後日に内視鏡をしましょうということになります。2点を境にして内視鏡をすぐやったほうがいいか、明日でいいかが分かれます。

○ Blatchfordスコア

少し似ていますが、**図5-14**はBlatchfordスコアです[2)]。こっちはもう少し複雑で、血液検査をしてBUNとHbを加味します。BUNは高いと点が加算され、Hbは低いと加算されます。あとは収縮期血圧、脈拍、失神、肝臓病、心不全によって点数をつけます。

BUNは一般的に腎臓病の指標です。BUNが高いと腎不全があるので、透析が必要になりますが、BUNが上がる理由はもう一つあって、消化管出血で血が小腸のほうにいくときです。腸から吐血の赤血球が吸収されると、その血の中のタンパク質が吸収されてBUNが作られるからですね。患者さんのBUNが高いとき、腎臓が悪いのか、消化管出血かの2つを考えます。もっと言うなら、患者さんの腎臓が悪くないとき、BUNが高い理由は消化管出血かな、と考えます。

2点以下は低リスクで帰宅可能

7点以上→上部内視鏡

12点以上→12時間以内の上部内視鏡

点数	1	2	3	4	6
BUN (mg/dL)		6.5〜7.9	8.0〜9.9	10.0〜24.9	25.0〜
Hb(男性)	12.0〜12.9		10.0〜11.9		〜9.9
Hb(女性)	10.0〜11.9				〜9.9
収縮期血圧	100〜109	90〜99	〜90		
他の指標	脈拍数 ≧100回/分 下血有り	失神有り 肝疾患 心不全			

図5-14：Blatchfordスコア[2)]

もし患者さんが、尿も出ているし、浮腫もないし、腎臓も悪くないのに、BUNが高いなら、理由は消化管出血かなと考えます。患者さんが低血圧だった場合はどうでしょう。腎臓が悪いと高血圧になりやすいので、低血圧だと腎臓が悪い可能性は低いですね。だから低血圧でBUNが高いと、消化管出血かな、とこのように考えます。

Blatchfordスコア7点で内視鏡が必要です。12点以上ならすぐ内視鏡をします。2点以下なら帰宅してもよいです。

まとめると緊急内視鏡をすべき患者さんは次の通りです。吐血している、ショックバイタル、胃洗浄で新鮮血やコーヒー残渣が大量に引けた、Blatchfordスコアが7点以上で内視鏡が必要で、12点以上ですぐ内視鏡が必要となります（**図5-15**）。

- ❖吐血している
- ❖ショックバイタル
- ❖胃洗浄で新鮮血やコーヒー残渣が大量に引けた
- ❖ **Blatchford スコア12点以上**（7点以上で内視鏡が必要）

図5-15：緊急内視鏡をすべき患者

緊急内視鏡の看護

私はこれまで内視鏡室の看護師さんの働きには何度も助けられました（**図5-16**）。内視鏡は夜間、休日にも行われます。内視鏡前にインスリンを止めておく必要があります。患者さんが暴れたり、誤嚥窒息、心停止などが起きうるので、外回りの看護師さんが非常に力を発揮する場面です。

❖夜間や休日にも施行

❖インスリンは術前休薬

❖患者さんが暴れる、誤嚥窒息、心停止→外回り看護師が対応

❖モニター、バイタルサイン悪化→内視鏡を抜く

❖手を握る力が落ちる＝ショックの意識消失→内視鏡を抜く

→ **O_2 マスク、輸血、応援要請、気管挿管が必要。**

図 5-16：緊急内視鏡の看護のポイント

モニター、バイタルサインが悪化すると、内視鏡を抜きます。手を握る力が落ちるとショックですので、このときも抜きます。看護師さんが患者さんの手を握ってくれていて、「力が落ちました」と言ってくれたことがありました。これは大変重要で、このときに抜かないとモニターやバイタルを見ていては間に合わないことがあります。バイタルが悪化して内視鏡を抜いたときは、酸素マスク、輸血、応援要請、気管挿管などが必要になります。

出血性十二指腸潰瘍

出血性十二指腸潰瘍の場合、内視鏡を入れて、クリップで十二指腸潰瘍を止めます。止血率 90％以上ですので、頻繁に行われます。**図 5-17** で血豆のようになって出血しているところにクリップを置いて止めると、血が止まります。

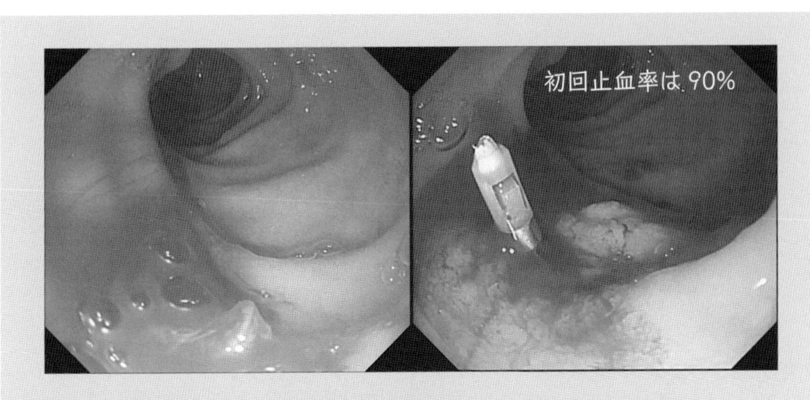

図 5-17：出血性十二指腸潰瘍をクリップで止血する

内視鏡以外にも、消化性潰瘍、胃潰瘍出血、十二指腸潰瘍出血を止める方法があります。PPI（プロトンポンプ阻害薬）です（**図 5-18**）。オメプラゾールやタケプロン®を注射すると血が止まります。これらは胃薬で、潰瘍を治すものなので、なぜ出血時に注射して血が止まるのか疑問に思う方もいるでしょう。オメプラゾール、タケプロン®などのPPIの働きは、胃酸の酸性度を下げることです。胃酸があると、血小板凝集などの凝固系の働きが抑えられてしまうのです。つまり胃酸があるから血小板の力が落ちてしまい、血が止まらないのです。そこで胃酸を下げると、血が止まるようになるのです。物理的な止血ではなく、自然に血が止まるのを応援するのがPPIです。

◆内視鏡前からPPIの静脈注射を考慮
◆胃酸は血小板凝集などの凝固因子を阻害する
→PPIで胃内酸性度↓
◆H_2ブロッカーの静注は推奨されない

図5-18：PPIを使用した止血

似たような薬でガスター®（ファモチジン）やザンタック®（ラニチジン）というH_2ブロッカーは20年前には吐血・下血の潰瘍の出血に注射薬としてよく使われていました。けれど、止血には効かなかったので、今は使われなくなりました。

食道静脈瘤破裂の治療

まず、食道静脈瘤からの出血を見つけたら、内視鏡の先に黒い輪ゴムを引っ掛けておいて、食道静脈瘤へ近づけます。そして出血部を内視鏡の中心に収めます。そして看護師さんに合図します。そうすると看護師さんが引き金を引きます。内視鏡の先から輪ゴムが飛んでいって、静脈瘤の根本に絡まります。これで出血が止まります。8mmぐらいの黒い医療用の輪ゴムを使います（**図5-19**）。

静脈瘤性の消化管出血では輪ゴムのほかにも薬で止める方法があります。ピトレシン®（バソプレシン）という薬で、門脈血流を下げて止血をします（**図5-20**）。そもそも食道静脈瘤性出血は、肝硬変によって門脈の血液が肝臓に流れにくく、バイパスの圧が上がることによって生じるのでしたね。そしてさらにバイパスの圧が上がると食道静脈瘤が破裂するのです。なので、門脈の圧を下げる薬を使用すると血が止まるんで

❖静脈瘤自体を小さな輪ゴムで止める
❖血流を遮断し廃絶治療する
❖簡単でよく効く

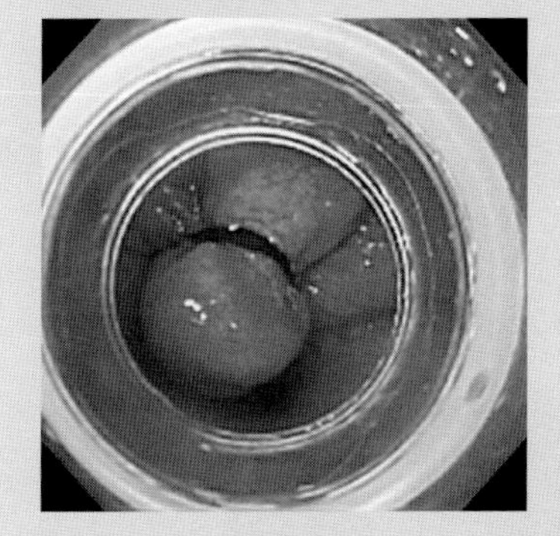
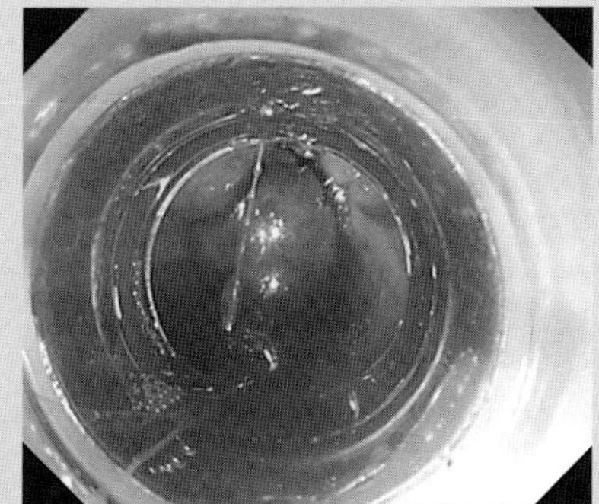

図 5-19：輪ゴムによる止血

❖ピトレシン®（バソプレシン）は門脈血流を下げて止血する。強力な血管収縮薬なので、副作用予防のために 24 時間以上の使用は推奨されない。

図 5-20：薬剤による止血

す。しかし、強力な血管収縮薬なので、副作用があり 24 時間以上連続しては使えません。「ここぞ」という場合に使いましょう。

また、SB チューブを使用する方法もあります（**図 5-21**）。出血量が多く、出血部位が特定できないときによく行われます。鼻から食道へ管を入れ、管の先についているバルーンを 20～30cm まで膨らませます。空気を 200mL 入れるとメロンぐらいの大きさになるので、それを胃の中に収めます。そして SB チューブを引っ張って、次は食道のバルーンを膨らませます。こちらも空気を入れて、30～40mmHg になるように膨らませます。そうすると食道内のバルーンが広がって食道静脈瘤の出血部に当たり、中から圧迫して止血します。長時間使用すると、食道壁が圧迫壊死を起こしてしまいますので、内視鏡治療までのつなぎとして使用されます。

❖出血量が多く、出血部位が特定できないときは、SB チューブを食道に入れて膨らませ、内側から圧迫

❖長時間使用すると食道壁の圧迫壊死を引き起こす

❖内視鏡治療までのつなぎ

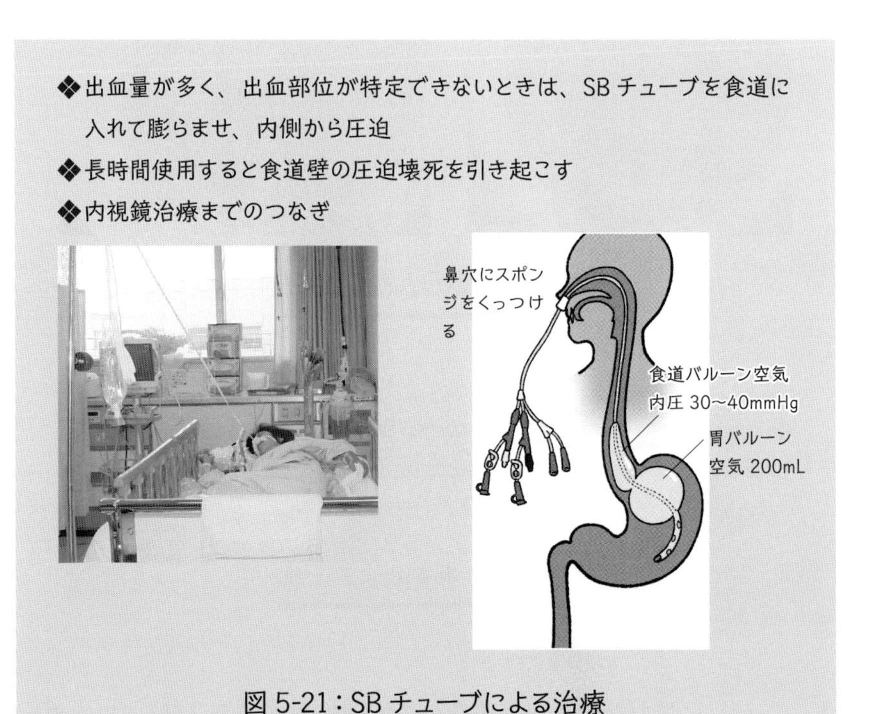

図 5-21：SB チューブによる治療

図 5-21 の左の写真は、SB チューブを食道に入れ、500g の重り（点滴１本）で引っ張って止血しているところです。

図 5-21 の右のイラストは、食道静脈瘤に入れる SB チューブです。このような管になっていて、先にメロンぐらいの大きさに膨らむ風船と、その上に食道にあてがわれる柔らかい風船がついています。

さて、これはなぜ「SB」と呼ばれるのでしょう（**図 5-22**）。①食道（S）バルーン（B）だから、②発見したセングスターケン先生（S）とブレイクモア先生（B）の頭文字、③カレーのS&B、どれでしょうか。

①食道（S）バルーン（B）？
②セングスターケン（S）
　・ブレイクモア（B）チューブ？
③カレーのS&B？

図 5-22：SB チューブの名の由来は？

正解は②です。セングスターケン先生とブレイクモア先生が発明したのでSBと言います。昔の本では「BS」と書かれているものもあります。

また、重症肝硬変の出血では、止血ができても、感染が原因で患者さんが亡くなることがあります。食道静脈瘤の止血ができたら、セフトリアキソン1gを1日1回、5～7日間投与して感染を抑えると、食道静脈瘤の出血による死亡率が改善すると言われています（**図 5-23**）。

重症肝硬変患者の出血では感染が原因で死亡
❖セフトリアキソン１ｇを１日１回、5～7日間
　→感染を抑えて死亡率を改善する

図 5-23：感染症に注意

○ 直腸診・便潜血、役に立つの？

40代男性が空腹時心窩部痛を訴えて受診しました。腹痛がありますが、タール便は出ていません（**図5-24**）。担当医は直腸診の説明をしました。「胃から血が出ている場合は内視鏡をするのですが、まずは胃から血が出ているかどうかを見るために、お尻から指を入れて便潜血を見ます」と患者さんを説得の末に、直腸診をしました。便潜血の結果は陰性でした。担当医が説明をします。「便潜血陰性でも胃潰瘍を否定できないので、内視鏡をしますよ」「では、お尻から指を入れても入れなくても、結局、内視鏡はするのですか」「そういうことはありますね」なんてやりとりがありました。内視鏡をすると、出血潰瘍があることが分かりました。

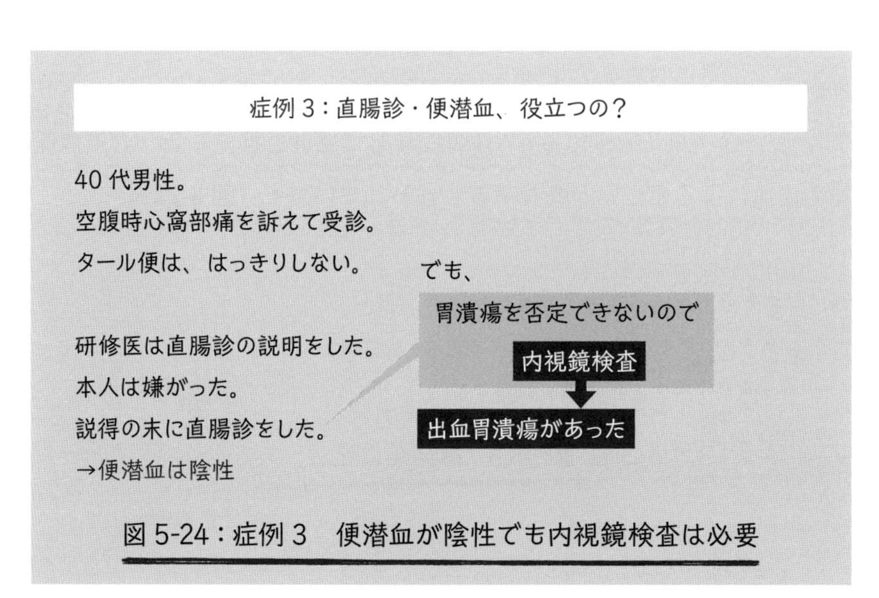

図5-24：症例3　便潜血が陰性でも内視鏡検査は必要

消化管出血の患者さんで便潜血陽性の確率はどれくらいでしょうか。

①消化管出血があったらほぼ全例陽性、②約60%、③約30%、考えてみてください（**図 5-25**）。

①ほぼ全例？
②約 60%？
③約 30%？

図 5-25：消化管出血の患者で便潜血陽性なのは？

これは②の「約60%が陽性」なのです。つまり約40%は消化管出血があっても、便潜血は陰性なので安心できません。今では、便潜血は内視鏡をするかどうかの判断基準には使いません。

便潜血の話をもう少しします。便潜血にはグアイヤック、オルト-トルイジン、ヒトヘモグロビンという3つの方法があります（**図 5-26**）。この中で胃潰瘍出血とか胃がんの出血を見つけるのがグアイヤックという方法なのですが、検査3日前から肉食を断ち、ビタミンCやアスピリンを避けましょうと注意書きがあります。鉄剤とか生野菜、肉、魚を

グアイヤック、オルト-トルイジン、ヒトヘモグロビン
❖よく行われるグアイヤック便潜血の検査
検査3日前からに肉食を絶ち、ビタミンC、アスピリンを避ける。
鉄剤、生野菜、肉、魚の摂取→偽陽性
❖ヒトヘモグロビン
大腸がん検査に使う。偽陰性、偽陽性少ない。
救急外来の検査ではない。

図 5-26：3つの便潜血検査

取っていると、偽陽性になります。

つまり、もし便潜血が見つかって出血の有無を確認するとしたら、3日間もこんな食事療法が必要なんです。それを救急外来で今来た人にいきなり行っても、あてにならないのは当然ですね。

もう一つは、ヒトヘモグロビンという方法です。こちらは大腸がん検診で偽陰性、偽陽性が少なく、かなり信用できます。しかし大腸がんの検査なので、胃潰瘍や十二指腸潰瘍の吐血・下血の検査ではなく、救急外来の検査でもありません。

ということで、救急外来での便潜血検査は必要性がなくなってきたのです。

ところで、指で肛門に傷をつけて便潜血が陽性になることはあるでしょうか（**図 5-27**）。①時々ある、②まずない、どちらでしょう。これは②の「まずない」が正解です。指では傷つかないので切れません。

指で傷つけて便潜血陽性になることは
①時々ある？
②まずない？

図 5-27：直腸診で肛門を傷つけることはあるか？

上部消化管出血診療のポイント

診療のポイントは次のとおりです（**図 5-28**）。ハイリスク患者の評価はスコアを使用して確認し、緊急内視鏡を早めに行います。消化性潰瘍出血の内科的治療はPPIです。静脈瘤性消化管出血の内科的治療は、早期の抗菌薬（セフトリアキソンとバソプレシン）の投与です。

- ❖ハイリスクの患者の評価はスコアを使用して確認し、緊急内視鏡を早めに行う
- ❖消化性潰瘍出血の内科的治療はPPI
- ❖静脈瘤性消化管出血の内科的治療は早期のセフトリアキソン、バソプレシンの投与

図5-28：上部消化管出血診療のポイント

②あるある！ 病棟急変その2：喀血だ！

喀血のときの対応と原因は？

内科病棟の例です。肺炎で入院中の患者さんが喀血しました（**図5-29**）。50代男性で、毎日たばこを1箱吸っています。「血を吐いた」と、ナースコールです。病棟急変で「吐血」というと、対処方法が決まっています。例えば点滴、輸血、内視鏡などです。しかし「喀血」というと、何をすべきかが分からず、困ってしまうことがあります。

患者さんは起坐呼吸で苦しがっていて、冷や汗をかいています。これはただならぬ状況です。ティッシュに赤い血液が5cmついていました。血圧120/70mmHg、脈拍100回／分、血圧はよし、脈拍もよし、呼吸数が35回／分で速いですね。体温が36.5℃でよし、意識清明、SpO_2は92%と少し下がっています。

これは本当に喀血なのでしょうか？ また、喀血だとしたら、何が原

症例4：内科病棟
肺炎で入院中に喀血

- ❖50代男性、たばこ1箱／日。
  「血を吐いた」とナースコール。
- ❖起坐呼吸、冷や汗。
- ❖ティッシュに赤い血液5cm。
- ❖血圧120/70mmHg、脈拍100回/分、呼吸数35回/分、体温36.5℃、意識清明、SpO_2 92%。

図5-29：症例4　喀血の対応

因でしょうか。結核なのか、肺がんなのか、確認していきましょう。

喀血の初期対応

まず、気道・呼吸・循環をチェックし、救命処置を要するかを考えます（**図5-30**）。救命処置が必要であれば行います。窒息を起こしかけているなら、気道吸引をしてあげます。低酸素状態や起坐呼吸の場合は、酸素投与をします。ショック状態のときは点滴をします。このようなA、B、Cの順で対応します。

救命処置が必要ないなら、喀血に的を絞った問診と肺野の聴診をします。感染症、腫瘍、がん、気管支拡張症、心血管系疾患、血液疾患、自己免疫疾患、気道異物、外傷など、いろいろな喀血の原因になる病気、けががありますので、問診・聴診をしながらこれを見つけます。

❖まず気道・呼吸・循環のチェック
救命処置を優先する
A 窒息を起こしかけている　→気道吸引
B 低酸素状態、起坐呼吸　→酸素投与
C ショック状態　→点滴
❖それ以外は喀血に的を絞った問診、肺野の聴診で、原因を探す
感染症、腫瘍、がん、気管支拡張症、心血管系疾患、血液疾患、自己免疫疾患、気道異物、外傷など

図 5-30：救命処置を検討し、問診へ

喀血の見分け方

喀血した患者さんは、たいていティッシュについた血液を見せてくれます。そのときの喀血は真っ赤です。鮮血色といいます。吐血は少し黒っぽいです。この違いはさっき説明したとおり、吐血は胃液と混ざり、喀血は混ざらないからですね（図 5-31）。

❖ティッシュについた血液
→喀血は鮮血色、吐血は暗赤色
❖喀血するときの様子
→むせるように咳き込んで出る

図 5-31：喀血の特徴

喀血をするときの様子を確認します。喀血は、むせ込むように咳き込んで出ます。「咳があったかどうか」「むせ込んだかどうか」を聞きまし

ょう。

ニセ喀血もありますので、本当に喀血かどうかを評価します（**図5-32**）。例えば吐血の瞬間にふっと息を吸うと血液が気管の中に入ります。それが咳として出てくると、吐血なのにまるで喀血のように見えます。また、息を吸ったときに鼻血が気管の中に入り、咳き込んで出ると喀血のように見えます。吐血や鼻血の誤嚥と喀血を区別しないといけません。

次に、必ず結核の可能性を念頭に置きます。日本は世界で一番の結核蔓延国であり、ヨーロッパとか米国とは事情が異なります。活動性の結核が疑われたら、N95 マスクを使います。

❖本当に喀血かどうか評価する
→ニセ喀血？（吐血や鼻血を飲んだ）
❖必ず結核の可能性を念頭に
→活動性の結核が疑われたら N95 マスク

図 5-32：吐血や鼻血を除外する

喀血のアルゴリズムに基づいて対応しよう

図 5-33 は喀血のアルゴリズムです。まず、本当に喀血かを見ます。鼻出血や吐血の誤嚥を除外します。次に気道、呼吸、循環、バイタルサイン、SpO_2 のチェック、そしてティッシュについた喀血の量と色を見ます。大量喀血でショック状態に陥っていれば、まず自分の病院で手に負えるかどうかを考えます。

大きな病院でなければ対応できません。輸血の準備をしたり、「転院したりするかもしれないな」と考えます。吐血や内視鏡なら対応できる病院はたくさんありますが、大量喀血の対応ができる病院はそんなに多くないです。

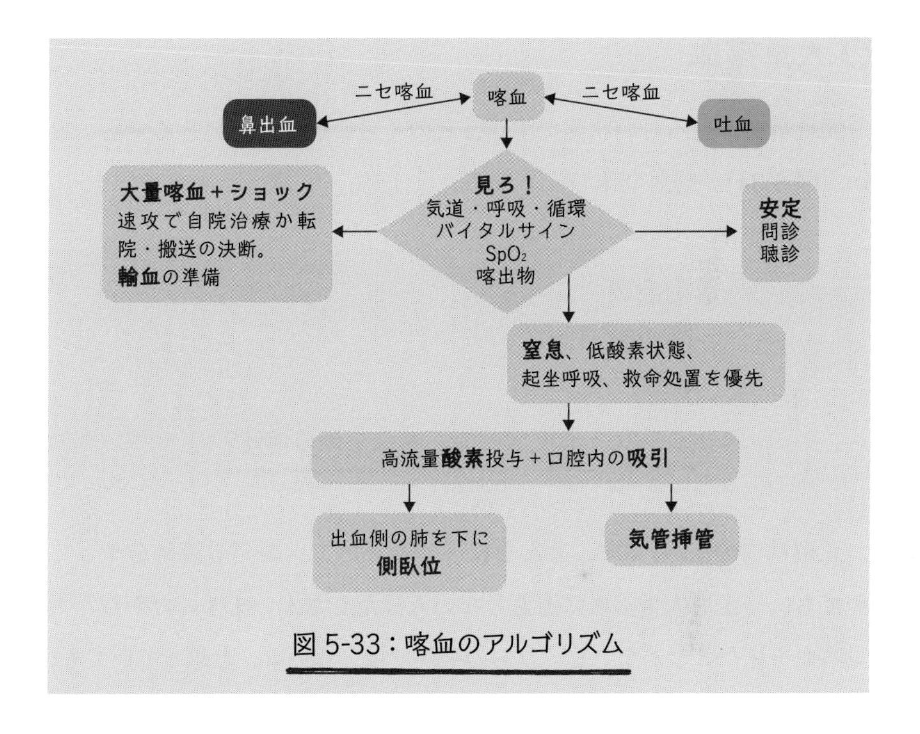

図 5-33：喀血のアルゴリズム

バイタルが安定していたら、次はゆっくり問診をしたり、聴診をしたりして、判断をします。大量喀血やショックのほかに重大なことは窒息です。大量喀血で窒息や低酸素状態になることがあります。先ほどの症例では、患者さんは起坐呼吸で苦しそうにしていましたね。このような状態を見つけたら、酸素投与と口の中の吸引、これに尽きます。

まずこの２つを行って、次に気管挿管をします。気管挿管は医師がやることですが、医師が来るまで15分、30分と時間がかかるかもしれません。その間は出血側の肺を下にして側臥位を取ります。出血箇所の特定のために病歴確認、聴診、X 線検査を行っていきます。入院理由が右の肺がんであればそこから出血しているはずだから、右を下にする側臥位にして、気管挿管のできる医師が来るまで待ちます。

○ 大量喀血

大量喀血は恐ろしい状態ですが、どのくらいの頻度で起きるでしょうか（**図 5-34**）。喀血全体の、① 50%、② 1.5%、③ 30%、どれでしょう。

① 50%?
② 1.5%?
③ 30%?

図 5-34：大量喀血は、喀血全体の何%?

正解は②の 1.5% です。そんなに多くないので、長年看護師をやっていても、一度も大量喀血に遭遇しない人はたくさんいます。だから、大量喀血を見たことがないし、うちの病院ではいないよ、と思っていても、10 年後に来るかもしれません。

もし、大量喀血に遭遇したらどうすればよいでしょう。大量喀血とは 24 時間で 600mL 以上の喀血を指します。血液を口から吸引すると、壁吸引にだんだん血液がたまります。これが増えすぎるとまずいパターンです。

また、1 時間に 100mL 以上という基準もあります。1 時間吸引をして、100mL 以上たまる場合、これも危険です。大量喀血の死亡率は 50 %と高いです（**図 5-35**）。

❖大量喀血は、全体の1.5%だけ！
❖大量喀血とは、
・24時間で600mL以上の喀血
・または1時間に100mL以上の喀血
❖大量喀血の死亡率は50%と高い

図5-35：大量喀血の定義

喀血の対応

大量ではない普通の喀血も含めて、どのような対応が必要でしょうか。

まず、"胸部X線検査"です。20〜40%の喀血患者では、X線では正常と言われています。つまり、せっかく胸部X線を撮っても20〜40%の人では病変が見つけられないということです。残り60%はX線を撮ると出血箇所がだいたい分かります（図5-36）。

❖1）胸部X線
20〜40%の喀血患者で正常
❖2）やっぱり造影胸部CTは最強！
胸部X線で腫瘤陰影が疑われるか、または疑いがなくても
ハイリスク（40歳以上、30箱／年以上の喫煙者）の人に施行
❖3）喀痰検査
グラム染色、細胞診、結核
❖4）凝固検査
❖5）尿鮮血
腎炎の可能性

図5-36：すべての喀血患者に胸部X線を

次に“造影CT”です。胸部X線で腫瘤陰影が疑われた場合、また腫瘤陰影が疑われなくても、ハイリスクな人に行います。この症例では40歳以上で年間たばこ30パック以上の喫煙者なので造影CTを行いましょう。

その次に“喀痰検査”です。グラム染色、細胞診、結核の検査を行います。4番目に“凝固検査”をします。出血が「止まりにくい場合」と「止まりやすい場合」があるので、それを見てみます。

5番目が“尿潜血”です。喀血と尿潜血はどういう関係があるのでしょうか。腎炎が喀血を引き起こすことがあるんです。腎炎の確認で尿の所見をみるわけです。

○ 薬剤による治療

喀血だけれど軽症で、バイタルもよく、大量でもなく窒息もない場合は、止血薬を使います（**図5-37**）。アドナ®（カルバゾクロム）を点滴静注します。最近ではトランサミン®（トラネキサム酸）を吸入すると軽症の喀血に効くというエビデンスも出ています。

❖止血薬
- アドナ®（カルバゾクロム）
- トランサミン®（トラネキサム酸）吸入
- 喀血に対するエビデンスあり

図5-37：軽傷の場合は薬剤でも止血可能

大量喀血の患者さんには「血液サラサラ系の薬を飲んでいませんか」と聞いてください。ワルファリンやプラザキサ®、アスピリンを飲んでいれば、その拮抗薬を使います（**図 5-38**）。

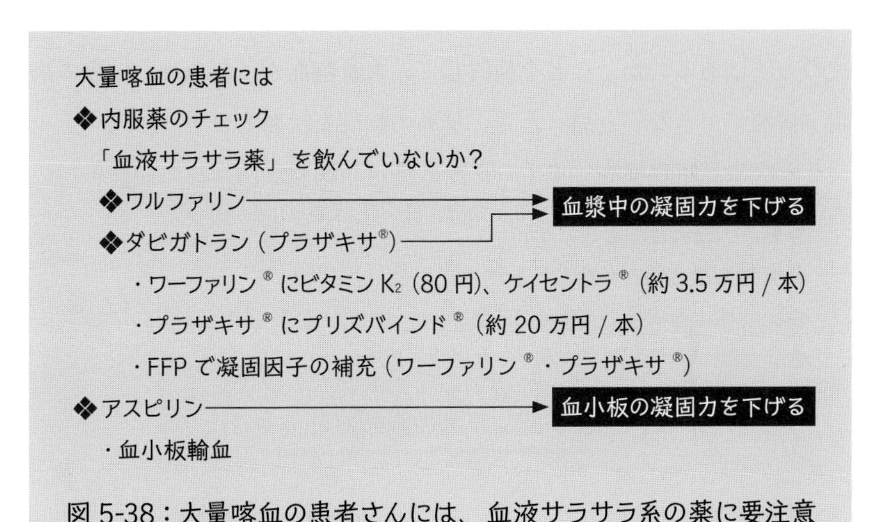

図 5-38：大量喀血の患者さんには、血液サラサラ系の薬に要注意

例えばワルファリンは凝固を下げる薬なので、拮抗薬としてビタミン K_2（1 本 80 円）を使います。ビタミン K_2 が効かなければケイセントラ®（1 本約 3.5 万円）を使います。プラザキサ®にはプリズバインド®（1 本約 20 万円）という薬があります。また、ワルファリンにもプラザキサ®に対しても FFP（凍結血漿）が効きます。

アスピリンは、動脈硬化や脳梗塞に対する薬で、これに拮抗する特効薬はありません。アスピリンは血小板の力を弱める薬ですので、外から血小板を輸血して対応します。自分の血小板は止血力が落ちていますが、新しい血小板を入れると止まります。

❍ 決め手となる思考回路はこれだ！

転院・転科が必要かどうかは早めに決断しましょう（**図 5-39**）。緊急気道確保が必要かどうか、止血術は自分の病院で可能なのか、悪化したら自分の病院で対応できるのか、止血治療がうまくいかなかったとき、次の方法はあるのか、などを検討して、大量喀血が予想され、自分の病院・病棟でできないと思ったら、早めの転院を決断します。

❖転院・転科が必要かどうか
❖緊急気道確保が必要かどうか
❖止血術は自病棟で可能かどうか
❖止血術が失敗したときの次の方法はあるか

図 5-39：早めの判断が肝心

③あるある！ 病棟急変その 3：輸血

赤血球輸血の目的

赤血球輸血は何のために行うのでしょうか[3]（**図 5-40**）。それは末梢循環系へ十分な酸素を供給するためです。酸素は Hb とくっついて体を回るので、つまりは Hb を補うことが目的なのです。

慢性貧血に対する内科的な適応としては、Hb 6g/dL を目安とするよう教科書には書いてあります。ですから、Hb 5g/dL 台になったら、輸血を行いましょう。

赤血球輸血の目的は、末梢循環系へ十分な酸素を供給すること

❖慢性貧血に対する適応（内科的）

Hb6g/dL 以下が一つの目安

厚生労働省 2017,3

図 5-40：赤血球輸血の目的[3)]

次の急性出血に対する適応では考え方が異なります（**図 5-41**）。吐血、外傷、妊婦では Hb10g/dL を超えたら輸血は不要です。Hb6g/dL 以下では、輸血はほぼ必須です。Hb のみではなくバイタルサインも考慮して決めてください。Hb6g/dL や 10g/dL であることは一つの目安です。

・Hb 値が 10g/dL を超える場合は輸血不必要

・6g/dL 以下では輸血はほぼ必須

・Hb のみで輸血の開始を決定することは不適切

❖急性上部消化管出血

輸血開始 Hb7g/dL または Hb9g/dL で比較

・Hb7g/dL に優位性

・心筋梗塞術後では輸血開始 8～10 g/dL

図 5-41：急性出血への適応（吐血、外傷、妊婦）

輸血が必要になる病気で一番多いのが急性上部消化管出血、つまり胃出血、十二指腸出血、食道静脈瘤の出血です。この場合の輸血開始は 7g/dL もしくは 9g/dL です。これを比較した研究があります[4)]。どちらが長生きをすると思いますか。「7g/dL まで我慢したら、亡くなる人

もいるよね。9g/dL でやったほうが安全なのでは？」と普通はみんな考えますよね。

ところが結果は逆なのです。7g/dL のほうが優位性ありです。9g/dL で輸血をすると損をするのです。7g/dL まで下がってから輸血をしたほうが、治療がうまくいくことがわかりました。

ただし、心筋梗塞の術後は例外です。この場合、7g/dL では足りないので 8～10g/dL ぐらいで行ってくださいということです。しかし普通の消化管出血は 7g/dL が適切なのです。

どのくらい輸血すればいいのか？

赤血球の輸血では、1 単位につき Hb1g/dL 上がります（**図 5-42**）。分かりやすいですね。これは体重 40kg の人の場合です。80kg の人は 0.5g/dL、20kg の人は 2g/dL 上昇します。40kg を境にしておおよそ見当がつきます。

❖RCC 投与
❖RCC 1 単位（200mL 由来）輸血時予測上昇 Hb 値
体重 40kg なら 1g/dL

図 5-42：1 単位につき Hb1g/dL 上がる

では、ここで算数の問題です（**図 5-43**）。体重 80kg の男性で Hb5g/dL の輸血です。男性は下血後に内視鏡検査、止血を終えて病棟に戻ってきました。顔色は白いです。血圧は安定しています。でも、頻脈です。尿量は出ていません。まだ、輸血をしたほうがいいと思います。輸血をして、5g/dL から 8g/dL にしたいと思います。どれぐらい輸血が必要でしょうか。①6単位、②2単位、どちらでしょう？

症例5：内科病棟
体重80kg男性、Hb5 g/dL。輸血準備量は？

❖男性、下血後に内視鏡止血を終え病棟に帰ってきた
❖顔色は白い、血圧安定、頻脈、尿量減少
❖輸血してHbを8g/dLにしたい
輸血の量は……

①6単位？
②2単位？

図5-43：症例5　どのくらい輸血する？

これは①6単位にすればいいのですね。赤血球1単位を入れると、体重40kgなら1g/dL上がります。患者さんは80kgなので1単位で0.5g上がります。目標はHb8だから、8－5で3gを追加したいのですよね。3g/dL上げるには、1単位が0.5g/dLだから6単位です（**図5-44**）。こういうおおよその計算になります。

症例5：内科病棟
体重80kg男性、Hb5 g/dL。輸血準備量は？

❖RCC1単位で
　❖体重40kgならHb1g/dL上昇
　❖体重80kgならHb0.5g/dL上昇
❖目標Hb8－5g/dL＝3 g/dL
❖体重80 kgの人が3 g/dL上げるには6単位必要

図5-44：体重80kgでHb 3g/dL上げるには6単位必要

○ 危機的出血の基準と輸血ガイドラインの変更

輸血の猶与が数十分もない場合を“危機的出血”といいます。循環血液量以上の出血、または生命に危機を及ぼす短時間の急速出血の2種類です（**図5-45**）。

危機的出血とは「輸血の猶予が数十分もない場合」の出血
❖循環血液量以上の出血／24時間
❖生命に危機を及ぼす急速出血／短時間

図5-45：危機的出血の基準

実はこの危機的出血の概念がなかった時代があります。2005年当時のガイドラインには「緊急O型赤血球輸血は例外的。未交差同型輸血には、少なくとも主試験を行う」とありました（**図5-46**）。検査をしてから輸血をしてください、誰にでもO型を輸血するなんてとんでもない、という意味です。その結果、周術期死亡事例の半数が出血性ショック、25%は輸血の遅れで、多くの人が亡くなりました。

昔の輸血療法の実施に関する指針（2005）
❖救命を最優先した考えは不足していた
❖緊急O型赤血球輸血は「例外的に使用する」
❖未交差同型血輸血には「少なくとも主試験を行い…」

周術期死亡事例の半数が、出血性ショック
25%は血液供給の遅れが原因
（日本麻酔科学会全国調査、2003年）

図5-46：2005年のガイドライン

では緊急輸血はどれくらい用意すればいいのか、という疑問があります。危機的出血へのガイドラインがありまして、わが国では2007年に「危機的出血への対応ガイドライン」[5]が、2010年に「産科危機的出血への対応ガイドライン」[6]が発表されています（**図5-47**）。それによると、「血液型判定を行ってください」、そして「未交差のABO同型血を入れてください」とあります。交差適合試験を行わずに入れてよくなったのは進歩ですよね。その後で引き続き交差適合試験をしてください。同型適合血が不足したら、例えばABO異型適合血を入れてください。つまりO型を使ってよいということになりました。心停止が切迫、血液型判定を待てない場合は、やはりO型を使ってくださいと、ガイドラインが変更されています。

「危機的出血への対応ガイドライン」(2007年)
「産科危機的出血への対応ガイドライン」(2010年)

❖血型判定を行う
- ・直ちに未交差ABO同型血を輸血する
- ・引き続き交差適合試験を実施する
- ・同型適合血が不足したら、ABO異型適合血(例えばO型)を輸血する

❖心停止が切迫、血型判定を待てない
- ・O型を用いる

図5-47:2007年と2010年のガイドラインでの変更

◯ 異型適合輸血

異型適合輸血についてもう少し説明しましょう(**図5-48**)。血液型にはA、B、AB、Oと4つありますね。普段は占いのときぐらいしか使いませんが、輸血時には非常に大事な問題なのです。濃厚赤血球の輸血では、A型の人に輸血するのはAでもOでもいいのです。B型の人はBでもOでもいいです。AB型の人はABでもAでもBでもOでもいい。O型の人はOしか使えません。

供血者と受血者のABO式血液型が異なる

患者血液型	赤血球濃厚液
A	A > O
B	B > O
AB	AB > A = B > O
O	O

図5-48：濃厚赤血球の異型適合輸血

凍結血漿や血小板の輸血では先ほどとは異なります（**図5-49**）。A型の人はAでもABでもBでもいいです。AB型の人はABでもAでもBでもいいです。O型の人は全部使えます。さっき「残念だな」と思ったO型の人は、凍結血漿や血小板のときにお得です。

供血者と受血者のABO式血液型が異なる

患者血液型	赤血球濃厚液	新鮮凍結血漿	血小板濃厚液
A	A > O	A > AB > B	A > AB > B
B	B > O	B > AB > A	B > AB > A
AB	AB > A = B > O	AB > A = B	AB > A = B
O	O	全型適合	全型適合

図5-49：凍結血漿や血小板の異型適合輸血

危機的出血のとき、Rh^-はどうするの？

Rh^-の場合はRh^+を使ってもよいです（**図5-50**）。ただし、妊娠期に流産する危険性があります。男性や高齢の女性では問題ありませんが、若い女性に使うときは考えましょう。ABO型適合血をRhよりも優先させてくださいということです。

❖危機的出血のとき、Rh⁻は……
❖Rh+血を使用してよい
ただし妊娠時に流産する
❖ABO型適合を優先

図5-50：Rh^-の場合はRh^+を使ってもよい

しかし日本ではRh^-である可能性は0.5%とかなり低いです。不規則抗体も0.5%以下です。なので交差適合試験を省略した輸血が可能になっています。そんなにリスクが高くないからですね（**図5-51**）。また、溶血性の反応が起こる可能性は1%とこれも高くありません。溶血の症状が起こるのは輸血終了後、数時間〜3週間なので、緊急輸血でショック状態の最中には起こりません。178例の研究によると副作用がないと言われています。緊急O型輸血161例で溶血反応がないという研究報告がある[7]ので、O型輸血や交差適合試験を省略した輸血が容認されています。

❖Rh^-である可能性は 0.5%
❖不規則抗体保有は 0.5% 以下
・溶血反応を生じる可能性は約 1%
・溶血は輸血終了後、数時間〜3 週間に発生
❖178 例で副作用なし
❖緊急 O 型輸血 161 例で溶血反応なし

図 5-51：交差適合試験を省略してもリスクは少ない

大量出血のときは輸血を早くしたほうがいい

大量輸血が必要な場合は、初期輸液が 1.5L 以上入る前に輸血を開始する必要があります（**図 5-52**）。でないと死亡率が上がってしまいます。輸血前の点滴の量が、1L、1.5L、2L、3L の場合に分けて研究したところ、1L と 1.5L の間に境界がありました。1L の前に輸血を開始すると助かります。1.5L 以上を入れてから輸血すると助からないことがあります。つまり、どうせ輸血をするのであれば、早めのほうがいいと分かったのです。

大量輸血が必要な場合は初期輸液が 1.5L 以上入る前に輸血を開始する必要がある。そうしなければ死亡率が上がる。

	非高齢者［20～69 歳］		高齢者［70 歳～］	
ER での輸液量	Odds 比	p	Odds 比	p
≧ 1L	1.69	0.051	1.10	0.82
≧ 1.5L	2.09	0.002	2.89	0.027
≧ 2L	2.27	0.0007	4.57	0.006
≧ 3L	2.69	0.0006	8.61	0.014

図 5-52：輸血は輸液が 1.5L になるより前に行う

血圧は上げすぎないほうがいい

ナイフで刺された外傷からの出血の場合、手術までは収縮期血圧 90mmHg を目標とします（**図 5-53**）。入院日数と合併症を減少させます。90mmHg は低いのではと思うでしょうが、そのほうが入院期間は短くなります。頭部外傷合併例では、しっかり収縮期血圧 90mmHg 以上を保ってください。もし、ナイフの外傷だけではなくて、頭の外傷も一緒にあった場合は、血圧は高めのほうがよいです。ナイフの外傷で腹や胸のみなら、血圧は若干低めの 90mmHg ぐらいでもよいと言われています。つまり、「過剰輸液を避ける」ということです。点滴を入れすぎて血圧を上げないほうがいいのです。

❖ナイフによる外傷で出血した場合、手術まで収縮期血圧90mmHgを目標とする。
入院日数と合併症を減少する。
❖頭部外傷合併例ではしっかり収縮期血圧90mmHg以上を保つ。

過剰輸液を避ける

図5-53：出血から手術までの収縮期血圧の目安

先ほど「早く輸血をするほうがいい」と言いましたが、外傷での輸血の必要性を判断するには、ABC scoreというものを使用します[8)]（**図5-54**）。A：Abdominalの出血。エコーで腹腔内出血を見つけます。B：BP（血圧）90mmHg以下。C：心拍数120回／分以上。S：Stabbing、鋭いナイフ、穿通性外傷。このA、B、Cのうち2つ以上当てはまると大量輸血の可能性があります。

外傷大量輸血の必要性の判断→ ABC score

A：Abdominal 出血	超音波で腹腔内出血
B：BP	収縮期血圧< 90mmHg
C：心拍数	心拍数> 120回 / 分
S：Stabbing 鋭いナイフ	穿通性外傷

2項目以上で感度75% 以上、特異度86% 以上

図5-54：ABC score[8)]

◯ FFPと血小板の目安

FFPと血小板について説明します（**図5-55**）。FFPは凝固障害を治すもので、血液凝固系に関係する凍結血漿の輸血です。PT-INRを1.5以下にするようにFFPを入れます。フィブリノーゲンという凝固の検査では数値は高いほうがよいです。しかし大量出血をすると、フィブリノーゲンが下がります。150～200mg/dLを目標にFFPを投与します。フィブリノーゲンが下がると血小板が下がり、血が止まらなくなります。血小板は5万/μL以上が目標なので3～4万/μLになったら、血小板の輸血が必要です。

FFPと血小板輸血で凝固障害を治す

❖FFP

・血液凝固系 PT-INR 検査 1.5 以下に管理

・**フィブリノーゲン 150～200 mg/dL を目標**

❖血小板数数 5 万/μL 以上を目標に管理するとよい

図 5-55：FFPと血小板の目安

このように凝固障害を抑制するための輸血方法があります。大量出血のときは、早めに十分量のFFPが必要なので、凝固因子を補充するための輸血方法です。

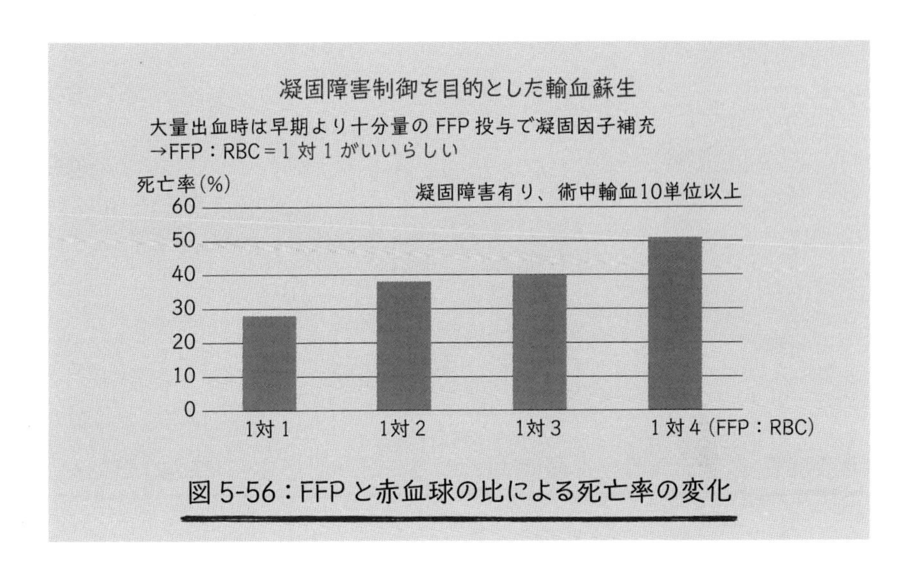

図 5-56：FFP と赤血球の比による死亡率の変化

まず、FFP の輸血と赤血球の輸血の比を考えます。通常は 1：4、FFP1 に対して赤血球 4 が標準的な方法です。これは保険適用です。しかしこの研究では、10 単位以上を輸血するような大量出血の場合、1：4 よりも 1：1 のほうが死亡率は少ないことがわかりました（**図 5-56**）。

次に日本から発売されているトランサミン®（トラネキサム酸）について説明します（**図 5-57**）。受傷から 3 時間以内にトランサミン®（トラネキサム酸）1 本 1g を 10 分で静注すると、血が止まるという研究があります。薬を注射するだけで血が止まる、夢のような薬です。しかも 1 本 100〜170 円と大変安価です。日本から発売されているこの薬は、米国でも非常に人気です。

❖受傷から 3 時間以内で
トランサミン®（トラネキサム酸）
1 本（1g）を 10 分で静注

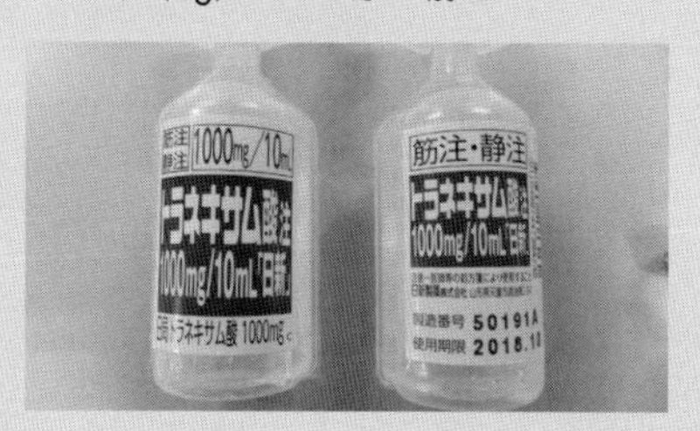

図 5-57：大量出血時の止血にはトランサミン®（トラネキサム酸）が効く

◯ 血小板濃厚液の取り扱い

血小板の輸血は生ものなので、採血してから 72 時間以内に使います（**図 5-58**）。72 時間以内に使わないと血小板の力が落ちてしまうのです。また、水平振盪しながら保存しないと、血小板の力が弱くなってしまいます。ユラユラさせながら血液センターから血小板の輸血が運ばれてくるので、それを 72 時間以内に使います。10 単位が一番小さな単位で 200mL です。

❖採血後 72 時間以内に使用室温で水平振盪しながら保存
❖10 単位：200mL～

図 5-58：血小板濃厚液の取り扱い

出血時、血小板が1万／μL未満になったら絶対に血小板輸血が必要です（**図5-59**）。5万／μL以上のときは必要ありません。1〜5万／μLの間では、その患者さんの状況によって使うかどうかを決めてください。例えば今、胃潰瘍で血が出ているのであれば使い、今出ていないのであればもう少し待つ、というように考えます。

❖血小板数が1万/μL未満→血小板輸血が必要
❖血小板数が5万/μL以上→血小板輸血が不要

図5-59：出血時の血小板輸血の目安

まとめ

5時間目の内容をまとめます（**図5-60**）。

吐血、上部消化管出血には静脈瘤性出血と潰瘍性出血があります。スコアで重症度の判定をし、内視鏡のコンサルタントを早めにします。潰瘍性出血には、PPI阻害薬が効果的です。

喀血の診断には胸部X線が必要ですが、20〜40%の喀血患者では、正常に映ってしまいます。大量喀血は大変なことですが、頻度は少ないです。

輸血、急性出血の輸血開始はHb7 d/dLです。危機的出血のときは、未交差のABOの同型血を使ったり、O型血液を使ったりします。

❖吐血

・上部消化管出血には静脈瘤性出血と潰瘍性出血がある

・スコアで重症度を判定し、内視鏡のコンサルトを早めに行う

・潰瘍出血には PPI が効果的

❖喀血

・胸部 X 線が必要だが、20〜40%の喀血患者で正常

・大量喀血は頻度が低い

❖輸血

・急性出血の輸血開始は Hb7g/dL

・危機的出血：未交差 ABO 同型血、O 型血を輸血

図 5-60：出血への対応まとめ

引用・参考文献

1） Rockall, TA. et al. Risk assessment after acute upper gastrointestinal Haemorrhage. Gut. 38（3）, 1996, 316-21.

2） Blatchford, O. et al. A risk score to predict need for treatment for upper-gastrointestinal haemorrhage. Lancet. 356（9238）, 2000, 1318-21.

3） 厚生労働省医薬・生活衛生局．血液製剤の使用指針（平成 29 年 3 月）. https://www.mhlw.go.jp/file/06-Seisakujouhou-11120000-Iyakushokuhinkyoku/0000161115.pdf （2023 年 6 月閲覧）

4） Villanueva, C. et al. Transfusion Strategies for Acute Upper Gastrointestinal Bleeding. N Engl J Med. 368（1）, 2013, 11-21.

5） 日本麻酔科学会，日本輸血・細胞治療学会．危機的出血への対応ガイドライン．2007. https://anesth.or.jp/files/pdf/kikitekiGL2.pdf（2023 年 6 月閲覧）

6） 日本産科婦人科学会ほか．産科危機的出血への対応ガイドライン．2010. https://www.jspnm.com/topics/data/topics100414.pdf（2023 年 6 月閲覧）

7） Dutton, RP. et al. Safety of uncrossmatched type-O red cells for resuscitation from hemorrhagic shock. J Trauma. 59（6）, 2005, 1445-9.

8） Cotton, B.A. et al. Multicenter validation of a simplified score to predict massive transfusion in trauma. J Trauma. 69, 2010, S33-9.

Index
索引

英数・欧文

あ行

か行

さ行

た行

な行

は行

ま・や・ら行

講義を終えて
～新型コロナウイルスと戦った看護師のみなさんへ～

何年か後に今の子供達が大人になった頃、日本の医療者がどのようにして新型コロナウイルスと戦い、どのような犠牲を払い、どのように勝利したかを知るでしょう。

日本人らしい規律性と思いやりと協調性と、そして日本の高度な医療と看護でウイルスに勝ったことを知るでしょう。

日本の医療者は新型コロナウイルス感染症大流行の期間中、3年間以上にわたって、ウイルスに罹患した患者さんと家族の診療と看護、支援を行いつつ、救急医療機能を維持しました。医療者すべてが苦難に耐えつつ奮闘を続けました。感染防御に最大限の注意を払いつつ看護したにも関わらず、家族との接触に気を付けていたにも関わらず、感染した看護師がいます。どんなに無念だったでしょう。

エアロゾルが飛び散る緊急気管挿管に完全防御で挑んだ救命救急センター看護師の皆さん、大変お疲れ様でした。

自身への感染を恐れずに感染症病棟で高齢患者の看護に励んだ看護師の皆さん、大変お疲れ様でした。

ワクチン業務に進んで協力した看護師の皆さん、大変お疲れ様でした。

面会謝絶の中で，小児科病棟で目だけで笑顔を作り続けた看護師の皆さん、大変お疲れ様でした。

新型コロナウイルス疑いの里帰り分娩妊婦を、勇気と愛情をもって受け入れた助産師の皆さん、大変お疲れ様でした。

最後の砦はここのECMOしかないと、覚悟を決めたICU看護師の皆さん、大変お疲れ様でした。

無数の救急患者すべてに感染防御で立ち向かった救急外来看護師の皆さん、大変お疲れ様でした。

発熱者の診療に細心の注意で臨んだ外来の看護師の皆さん、大変お疲れ様でした。

感染症対策ナースとして強い覚悟で院内職員に警告を発し続けた看護師の皆さん、大変お疲れ様でした。

療養ホテルで、在宅看護で奮闘した看護師の皆さん、大変お疲れ様でした。

全国民が日本の医療を、日本の看護を信頼していました。全国民が医療と看護を信じて支えてくれているから戦えました。そして勝利できました。

私たち医療者と全国民で歴史に名を刻みましょう。「あの時、日本人はウイルスに決して負けなかった」と。

それではまた、セミナーでお会いしましょう。おっと、数年ぶりですが、蓄えたネタと脂肪で笑いをいただきますよ。大口で笑うことになるのでＬサイズのマスクを持って来てくださいね。

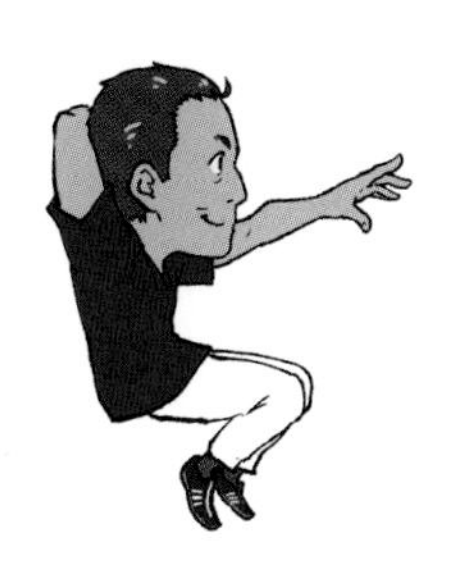

2023年7月吉日

八戸市立市民病院 事業管理者（CEO）

今 明秀

●著者略歴

林 寛之（はやし ひろゆき）

福井大学医学部附属病院 総合診療部 教授

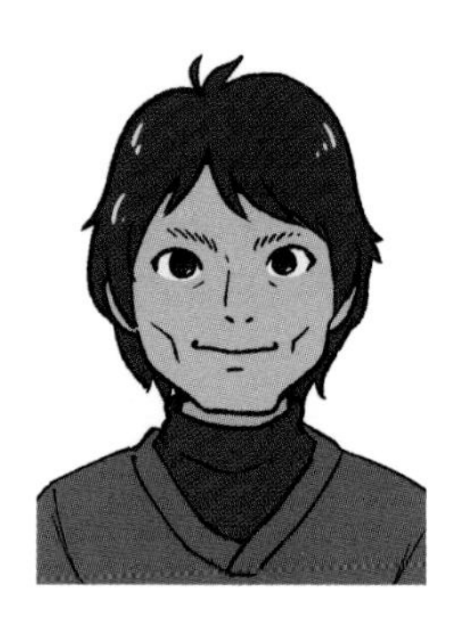

自慢は、育児休暇3ヵ月を取得したこと。これは生きるエネルギーになりました！ 当時のことは子どもは覚えていませんが（当たり前だけど）、まさしく子育ては親育てだったと実感（自己満足？）。「家族を大事にできないで、患者を大事にできるものか」がモットー。

病院では毎日、初期・後期研修医に囲まれて、若先生たちにタメ口きかれながらもハリセン片手に“逃げない医療”を指導・奮闘中。

その気にさせる愛と気合で“歌って踊れる？”救急総合医・家庭医を養成します。目指すは“明るく楽しい笑いの絶えない”救急総合診療部！

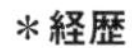

＊経歴

1986年：自治医科大学卒業
1986～88年：福井県立病院にて初期研修
1988～91年：町立織田病院外科
1991～93年：カナダ トロント総合病院救急部にて臨床研修
1993～94年：福井県若狭成人病センター
1994～97年：美浜町東部診療所所長
1997～11年：福井県立病院救命救急センター（2001年から科長）
2011年～：福井大学医学部附属病院総合診療部教授

＊所属学会等

カナダ医師免許（LMCC）、日本救急医学会専門医・指導医、日本プライマリ・ケア連合学会認定指導医、日本外傷学会専門医、京都府立医科大学客員教授、産業医科大学非常勤講師

＊著書等

「新装改訂版 もう困らない 救急・当直（日本医事新報社，2023）」
「『子どもが苦手』な研修医へ 小児救急の極意を伝授（Gakken，2022）」
「ステップ ビヨンド レジデント 1～7（羊土社，2006～2017）」
「研修医当直御法度 第7版（三輪書店，2022）」
「救急外来・当直で魅せる 問題解決コンピテンシー（南山堂，2022）」
「Dr. 林の 高齢者救急・急変お助け本 ―高齢者が好きになる（日本医事新報社，2021）
「Dr. 林の 笑劇的救急問答 DVD season1～17（ケアネット，2005～2023）」
「Dr 林の 当直裏御法度 第2版（三輪書店，2018）」
「Dr. 林＆今の 外来でも病棟でもバリバリ役立つ！ 救急・急変対応（メディカ出版，2017）」
「Dr. 林の ER の裏技（シービーアール，2009）」 ＊韓国版もあり

「医者でも間違える病気・ケガ・薬の新常識（角川書店，2014）」
「Dr. 林の ワクワク救急トリアージ（メディカ出版，2014）」
「Dr. 林& Ph. 堀の 危ない症候を見分ける臨床判断（じほう，2015）」
「Dr. 林& Ph. 堀の 危ない症候を見分ける臨床判断 Part2（じほう，2017）」
「イナダ（研修医）も学べばブリ（指導医）になる：現場のプロと臨床推論のプロが教える診断能力アップ術（南山堂，2017）」
「ステップ ビヨンド レジデント」月刊誌レジデントノート（羊土社）連載中
など多数

＊テレビ出演等

「プロフェッショナル 仕事の流儀（NHK 総合，2013）」
「総合診療医 ドクターG（NHK 総合，2010～2017）」

＊受賞歴

田坂賞（日本プライマリ・ケア連合学会）2015
救急医療功労者厚生労働大臣賞 2017

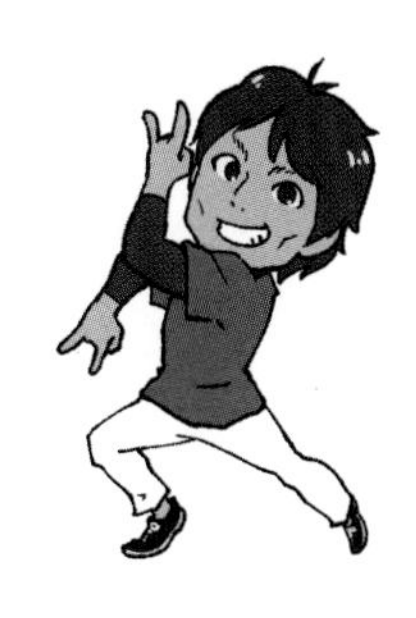

●著者略歴

今 明秀（こん あきひで）

八戸市立市民病院 事業管理者（CEO）

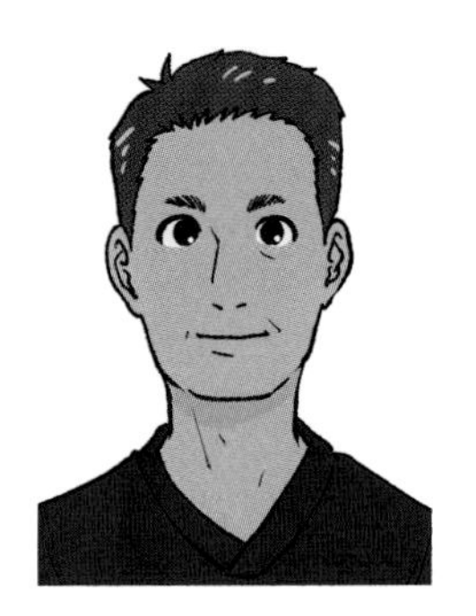

1958年、青森市生まれ。特技はスキー（1級）、スノーボード（1級）、スキューバダイビング。ドクターヘリとドクターカーを駆使して今日も「劇的救命」へ挑む。全国から研修医が集まり、いまやブランドともなった「八戸救命」チームを率いる。

＊経歴

1983年4月：自治医科大学卒業。青森県立中央病院で初期研修を行った。
1985年4月：「青森本町おかみ殺人事件」を県病で経験。何もできずに患者を亡くし、無力感だけが残った。青森県倉石村、六戸町、本州最北端大間町で僻地医療を5年、県病、野辺地病院で外科医師を8年行った。
1996年4月：オウム真理教による國松警察庁長官銃撃事件。日本医科大学高度救命救急センターが救う。これは衝撃だった。この事件で自分の進むべき道がはっきりわかった。同年日本救急医学会認定医筆記試験に青森県で初めて合格する。外傷初期診療標準化講習会を企画する（林 寛之先生とともに）。
1998年4月：日本医科大学救急医学教室に入局、埼玉県川口市立医療センター救命救急センターへ赴任。そこで外傷外科と救急医の厳しい修練が始まった。年間500件の重症外傷の診療に携わった。
2004年4月：救急発展途上地域の青森県に一流の救命救急センターを作るための挑戦を開始した。八戸市立市民病院救命救急センター所長となる。
2005年4月：臨床研修管理委員会委員長となり、初期研修医の教育管理を開始する。青森県立保健大学救急看護認定看護師教育課程教員会委員。
2006年2月：看護師外傷初期診療コースを開発し、全国展開する。
2009年2月：八戸市立市民病院を基地病院として青森県ドクターヘリ事業を開始する。
2017年4月：八戸市立市民病院院長に就任（臨床研修センター所長兼務）。
2020年10月：八戸市立市民病院看護師特定行為研修教育責任者として救急パックを開始。
2023年4月：八戸市立市民病院事業管理者（CEO）に就任。

＊所属学会等

日本救急医学会指導医・専門医、日本外科学会指導医・専門医、日本外傷学会監事・専門医、日本航空医療学会理事・指導医、日本病院前救急診療医学会理事長、全国ドクターカー協議会代表理事、外傷初期診療（PTLS）看護師コース企画責任者、米国外傷手術講習会インストラクター

＊著書等

「Dr. 林 & 今の 外来でも病棟でもバリバリ役立つ！ 救急・急変対応（メディカ出版，2017）」
「ザ・トラウママニュアル 第4版（メディカルサイエンス社，2017）」

「外傷麻酔エッセンシャル 重症外傷の蘇生と周術期戦略（メディカル・サイエンス・インターナショナル，2019）」
「Primary-care Trauma Life Support 元気にする外傷ケア 第2版（シービーアール，2023）」
「そこが知りたい！ 救急エコー 一刀両断！（三輪書店，2017）」
「情熱外傷診療（シービーアール，2016）」
「救命救急のディシジョン・メイキング（メディカル・サイエンス・インターナショナル，2016）」
「青森ドクターヘリ 劇的救命日記（毎日新聞社，2014）」
「初期救急の落とし穴 現場から始まる救命の連鎖（日経 BP 社，2013）」
「ナーストリアージ（中山書店，2012）」
「まちがいのない救急基本手技 第3版（シービーアール，2010）」
「外科手術に上達くなる法 トップナイフたちの鍛錬法（シービーアール，2009）」
など

＊テレビ出演等
「総合診療医ドクターG（NHK 総合，2013）」
「目撃！日本列島：飛び出す医療〜ひとりでも多く救いたい〜（NHK 総合，2014）」
「おしゃべりハウス：笑いコーナーレギュラー（ATV，2010-11）」
「情熱大陸（毎日放送，2018）」
「プロフェッショナル 仕事の流儀（NHK 総合，2019）」
「プロフェッショナル仕事の流儀『緊急企画！危機と闘うプロたち』（NHK 総合，2020）」
など

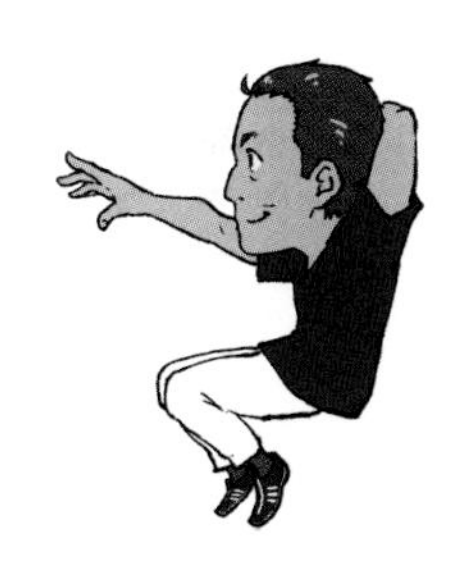

メディカのセミナー濃縮ライブシリーズ
Dr.林＆今の 教科書に載っていないッ！
極める救急・急変対応

2023年10月5日発行 第1版第1刷

著　者　林 寛之／今 明秀
発行者　長谷川 翔
発行所　株式会社メディカ出版
〒532-8588
大阪市淀川区宮原3－4－30
ニッセイ新大阪ビル16F
https://www.medica.co.jp/
編集担当　江頭崇雄
編集協力　石風呂春香／ぽるぽ舎
装　幀　市川 竜
イラスト　小玉高弘
組　版　株式会社明昌堂
印刷・製本　日経印刷株式会社

ISBN978-4-8404-8217-2　Printed and bound in Japan

当社出版物に関する各種お問い合わせ先（受付時間：平日9：00～17：00）
●編集内容については、編集局 06-6398-5048
●ご注文・不良品（乱丁・落丁）については、お客様センター 0120-276-115